在還能愛的時候

房心理師的32則人生啟發

江珈瑋 Faris Chiang——著
湯舒皮 Soupy Tang——插畫

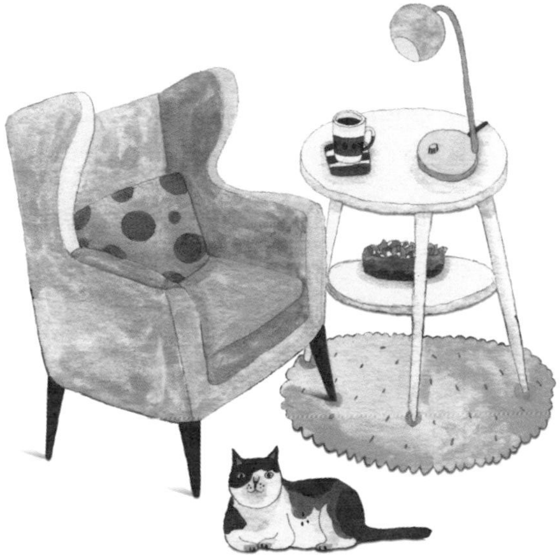

〔推薦序一〕

那些被慣性忽略的人與事，才是生命的本質

「陪伴是保持靜止，而非急著向前行，是發現沉默的奧妙，而非用言語填滿每一個痛苦的片刻；是用心傾聽，而非用腦分析；是見證他人的掙扎歷程；而非指導他們脫離掙扎；是出席他人的痛苦，而非強加秩序與邏輯；是與另外一個人一起進入心靈深處探險，而非肩負走出幽谷的責任。」by阿倫・沃菲爾特。

哀悼，是種回應失落的分享，不管是對著他人，對著自己，或者對著天上的神。不願進入哀悼的人，也難癒合。

作者亦服務於癌症心理領域，是個陪伴當事人哀悼的心理工作者。然而，並不是每個人都有能力，或者能放心，把自己內在的悲傷，展現於外。

「陪伴個案去談自己的無力感是我工作中與個案會談的重要內容，唯有看見自己的無力感，才有可能慢慢地調適心理狀態……」

有時候靠個人的力量，去面對可能即將離開這個世界的現實，那股壓倒性的哀傷，

讓人卻步。然而，自己內在的無力感不被接納，心理上的調適就不會那麼順利，那麼，自己跟自己的關係，以及自己與他人的關係，都將連帶受到影響，包括辛苦疲憊的主要照顧者。

死亡教導我們的，是幾乎所有的事，都能喊暫停。它的現身，讓我們看得更清楚，之前我們到底活成了什麼樣子。

「一位將近四十歲左右的姍姍，被診斷腎臟癌的末期，她是家裡最小的女兒，她自認為從小就是家裡最聽話、也是最累的那個，忙著照顧父母的情緒，沒有自己的生活。姍姍沒有所謂的好朋友，也沒有伴侶，在心理需求上無人傾訴，這幾年是藉由不斷賺錢來彌補心裡的空缺。在她這樣說的同時，我心裡想的是——這不也正是許多人的寫照？」

大部分的人，或者有伴侶，或許有些友誼。然而，並不是理所當然地，就能在人前呈現真實的自己。即使在喧鬧的人群中，也有人同時懷抱著寂寞。

當我們從忙碌的生活中，停下來之後，我們才發現，我們原來失落了身邊的關係。

「我知道，疾病只是額外的壓力源，讓他最感糊塗的都不是這些，他是透過疾病理解到自己內在一直以來最重視的東西——親情。」

我推薦這本書，很重要的一個原因，是它提醒了我們一些重要的事情——那些重要，但又被我們慣性忽略的人與事。有好幾個故事，都圍繞著這個主題述說。

死亡也像警報器，它告訴我們，我們的內在疏於整理，我們的眼光一直向外而移不回來。移回來，有些重要的事，等著我們處理。譬如，對生之眷戀，對我們緊緊抱持著的種種「應該」，要試著一點一點放下了。

這是一本自己正在面對生死議題，或者陪伴他人度過失落經驗的重要範本。有故事、有常識，有眼淚、有專業，跟各位朋友分享。願我們藉著此書，更知道怎麼活，更懂得把握。

臨床心理師
洪仲清

〔推薦序二〕

別讓憂慮變成房間裡的大象

初識作者是在心理腫瘤學的專業訓練課程，在她冰山美人氣質下，其實是位言談幽默風趣的人。令人印象深刻的是作者對人的關懷並非一般的噓寒問暖，總帶有一種很有活力但內隱的陪伴力量。有點類似本書〈貓的溫柔陪伴〉裡面講的，如同貓咪的同理心，很關心你卻不會讓人感到有壓力。

這本書談了很多跟癌症有關的主題，有一大部分是跟失落悲傷有關，第一篇〈與爸爸的秘密通道〉就談到死亡不是結束，而是一種關係的轉變，家人依然可以與逝者保持連結。至親的離去，對家屬來說是生命中非常重大的失落，每個人都會有自己的哀悼與想念方式，本書前半段的主題大多圍繞在描述作者陪伴這些病人和家屬，面對分離的悲傷調適過程。讀者們可能會好奇，一本講癌症心理諮商的書，為什麼要從死亡開始談起？那比較像是不行了才要談，不是應該要先鼓勵正向思考嗎？我想這剛好也呼應最後一篇〈正視死亡反而讓我強大〉，我們當然可以鼓勵病人或自己要正向面對癌症，但若不能建立在「正視癌症是威脅生命的疾病」這個基礎之上，那些理所當然的焦慮或擔憂將難以抒發，變成房間裡的大象，阻礙了病人與家屬的關係及溝通。先面對了這個最大的困難——死亡焦慮，我們就可以好好地談與癌共處（第二十篇）、尋求支持團體（第二十一篇）、重新架構（第二十二篇）、正念減壓的靜心與覺察（第二十三篇）、練習感恩（第二十四篇）、以及每個人都要做的生命末期決定（第30篇簡介了DNR和病人自主權利法）。

書中的每一篇故事，都記錄了作者與病友和家屬互動後的深刻體會，讀完故事本身就可以為讀者們帶來一些省思，更進一步地，珈瑋還在每一篇故事的最後加註了「心理師的臨床筆記」把故事中相關的心理學概念或重要資訊條例出來，更有助於讀者參考與運用，非常適合癌症病友、家屬，甚至是癌症領域的專業人員一起來閱讀，誠心地推薦這本書給您！

基隆長庚醫院情人湖院區癌症中心心理師
葉北辰

〔推薦序三〕

癌症病房心理諮商——絕對必要、絕對重要

知道珈瑋要出書了，滿懷興奮與感激。

早起，除了和信治癌中心醫院之外，台灣沒有其它的醫院提供專屬的癌症心理諮商服務。2009 年，台灣心理腫瘤醫學學會成立後，我們一群人與國民健康署合作，致力提升癌症病人的心理支持服務。2012 年底，學會與國民健康署經過審慎地討論，國民健康署在 2013 年的癌症品質提升計畫中，正式把醫院提供心理腫瘤服務列為宣辦項目，並且要求各醫院至少要聘任一位專任的臨床心理師或諮商心理師。珈瑋就是在這一個新政策下，進入醫院直接照顧癌症病人的心理師。

台灣人看似意見很多，但是遇到真正痛苦的事情，常常是苦往心裡藏，根本不會主動求助。癌症病人的苦更是如此，若醫療人員不主動關心癌症病人，他們很容易就會失志、憂鬱，甚至輕生。根據台灣大學公共衛生學院與和信治癌中心醫院於 2017 年發表於國際期刊《心理腫瘤醫學》的論文，過去二十多年，台灣癌症病人的自殺死亡率居然高

達每年每十萬人約一百一十人，這個數字幾乎是世界最高。有此現象可知，提供心理腫瘤醫學服務，是醫院絕對需要提供的醫療服務項目。

作者在過去幾年，非常積極參與台灣心理腫瘤醫學學會與亞太心理腫瘤學交流基金會主辦的學術活動。2016年十一月，我們一起到新加坡參加第五屆亞太心理腫瘤醫學研討會，並且發表論文。她很努力在自己的工作領域服務癌症病人，甚至是家屬。在作者的文字中，不論是〈再說一次當初承諾〉的阿濱，還是〈想幫孩子梳頭髮到長大的母親〉的文玲，或是〈拜託，讓我安樂死可以嗎？〉的阿龍，都可以看到她對每個生命的關懷與付出，然後案主能夠鼓起勇氣面對自己的人生。

心理師不是只會衡鑑、分析或是給建議，在癌症病人許多的重要時刻，心理師能夠發揮關鍵的角色，促成生命中許多的感動與意義。癌症病房的心理諮商，絕對必要，絕對重要。

這本書，適合所有的人看，一篇一篇的小品，一段一段的故事，一波一波的悸動，相信一定能讓讀者從癌症病房心理諮商中得到生命的力量。

・亞太心理腫瘤學交流基金會董事長
・馬偕紀念醫院精神醫學部暨安寧療護教育示範中心主任

方俊凱

〔自序〕

如同貓的陪伴

小時候我是那種擅長表達、口語能力好的孩子，喜歡創作、喜歡畫畫、每天都有新點子。原本以為自己會成為一位藝術家，但生命的發展往往不按牌理出牌，有時候看似一切都是自己選擇設定的，在冥冥之中生命就像被慢慢引導往某個既定的方向前進一樣，不過心理治療也可以算是一種助人的藝術吧。

高中時期開始，我發現自己能從安撫人心中得到成就感，接下來的日子，也總是扮演讓人放心傾訴的角色，因此，自然而然地就成為心理學家了。

我們每個人都用不同的方式「存在」這個世界上，或是潛在追求「變得更好的自己」，對我而言，我一部分的存在意義就是做心理助人工作，透過與他人生命經驗連結也得到自我成長及學習心理彈性。

許多人對於心理師這個職業常有無限美好的想像，以為當心理師只要每天打扮得漂漂亮亮、陪他人說說話，就可以賺錢了。他們忽略的是，光是通過高考就不容易之外，後續更必須接受相關的完整專業訓練，包含晤談技巧訓練、心理分析等嚴格課程，其實，一點都不輕鬆。

而身為心理師的我，雖有著豐富的心理學知識、心理分析或評估技巧，但因為我大部分的工作是服務癌症病人或家屬，在心理腫瘤學（Psycho-oncology）領域，個案很需要我如同**貓咪**的特質——深度同理、深度理解、專業陪伴，而非僅是理智的心理分析或運用技巧，這「揪心」的工作，平衡理智及情感相當重要，對我來說至今仍是個考驗。

在這個社會，「同理心」相當重要，但這不容易，我也是經過後天努力的學習及臨床經驗的累積，才能真正理解許多人過著相當無奈的日子。有時人生遭遇真的不是自己能選擇的，如果能「同理他人」（設身處地替他人著想），從對身旁親近的人開始學習，至少能對於身邊的人有助益，也較能珍惜身旁與人交往的關係。

我看見許多人的生命到了最後，最有價值的不是金錢（但不能說金錢不重要，做好金錢管理，對於他人的生命較不會造成負擔），但若能與家人或親近他人關係和諧、對於社會有所貢獻，走到生命的最後一步，確實是較不會感到遺憾的。

在這本書裡介紹了一些不同的臨床面貌，特別是「與孩子說死亡」這件事情，有些學齡前或低年級學童面對失去家長的威脅，大人難以向孩子啟齒、心疼而不敢告知實況，這時建議慢慢地說，至少告訴孩子「父親或母親的離開並不是你的錯，而爸爸或媽媽也很努力地對抗病魔，但是還是沒有辦法。」這點很重要，能避免孩子容易陷入自責。

書中也介紹一些常用的實用心理知識，希望對你們能有實質的幫忙；也期待這本書可以陪伴癌症病人或家屬，帶給你們力量，希望你們都知道，你們並不孤單。書中所提及的故事皆是真實存在，但尊重個案的隱私，故事都經過重組改寫與化名呈現，無論這些人這些事發生在世界哪個角落，願能提供你另外一個視角，帶給你溫暖。

最後想表達感謝。感謝出版社總編輯及責任編輯給予我的彈性，我能感受到他們想要助人的心意。感謝所有一直在身邊支持我的每一個親友及貴人們、醫院的栽培及台灣心理腫瘤醫學學會的訓練。謝謝承諾一定會買書的好朋友：珮兒、美慧、吳馨馨、妮妮、君薇及筱萍，還有更多要感謝的人我感念於心，特別感謝我的母親從小耳提面命地告訴我，助人是幸運的並信任我的每個決定。

也謝謝購買此書的每一個讀者，謝謝你，願本書帶給你力量、或僅僅只是我如同貓咪的平靜陪伴，也很好。

〔引言〕

認識「諮商心理師」

在台灣，心理師分為「諮商心理師」、「臨床心理師」兩種專業，而兩者皆要通過中華民國國家高考，方能稱為「心理師」，並有資格執行「心理諮商暨心理治療」工作。其報考條件包含：完成心理學碩士學位，並在碩士課程中修習其心理專業知識必要學分、經歷至少一年的實習、專業倫理、督導訓練合格等。

兩者其實各有其專業訓練，也都有能力做心理諮商暨心理治療，最大的差異是臨床心理師能做器質性腦部病變病人的心理衡鑑及心理治療，諮商心理師則不行。

一般而言，心理衡鑑、認知行為治療取向是臨床心理師較擅長的；偏向人本主義的心理治療取向則是諮商心理師較擅長的部分，但還是依各心理師的興趣領域去發展。

除此之外，工作場域也有些區別，但不是絕對。大部分的諮商心理師在學校、機構、企業擔任助人工作，而臨床心理師則會在醫院執業。然而，近年來政府開始注重癌症心理腫瘤照護工作，發現癌症病人也有心理專業人員（包含諮商心理師與臨床心理師）服務之需求，故各醫院也聘用諮商心理師在醫院擔任腫瘤心理照護工作。

在癌症心理腫瘤領域服務的心理師，每年需要接受國建署委託的機構做教育訓練（如：台灣心理腫瘤醫學學會、台灣安寧照顧協會）為基本要求，而要取得台灣心理腫瘤醫學學會心理專家認證，則需要在癌症病人心理照護臨床經驗滿五年以上，並修習癌症腫瘤照護的學分方能申請。

醫療臨床工作中常看見罹癌對人造成多種面向的壓力源，雖然每個人人格特質及資源皆不同，但都讓人因現實因素而形成各種心理壓力，像是擔心無法繼續工作而產生的經濟壓力、擔心成為他人負擔、擔心被別人「標籤化」、擔心治療的副作用、擔心復發、擔心努力治療沒有效果、擔心家庭成員、擔心自己成為一個沒有用的人等。有些人體悟到到生命的不確定性而產生焦慮、恐懼、憂鬱的心情，這些是癌症病人最常面對的身心攪擾狀態，可見腫瘤心理照護工作有其必要性。

在心理腫瘤學領域中沒有完成專業的一天，除了心理學相關專業知識、病情溝通與告知技巧、自殺防治、情緒心理評估與心理治療技巧之外，人格與癌症的關係、心理治療與存活率的關係，皆是未來值得深入研究之處。有感於現在所擔任的心理工作是面對人與生命的議題，這也如人生歷程一樣，需不斷學習與成長，對我而言別具意義、也更能貼近自身生命的省思。

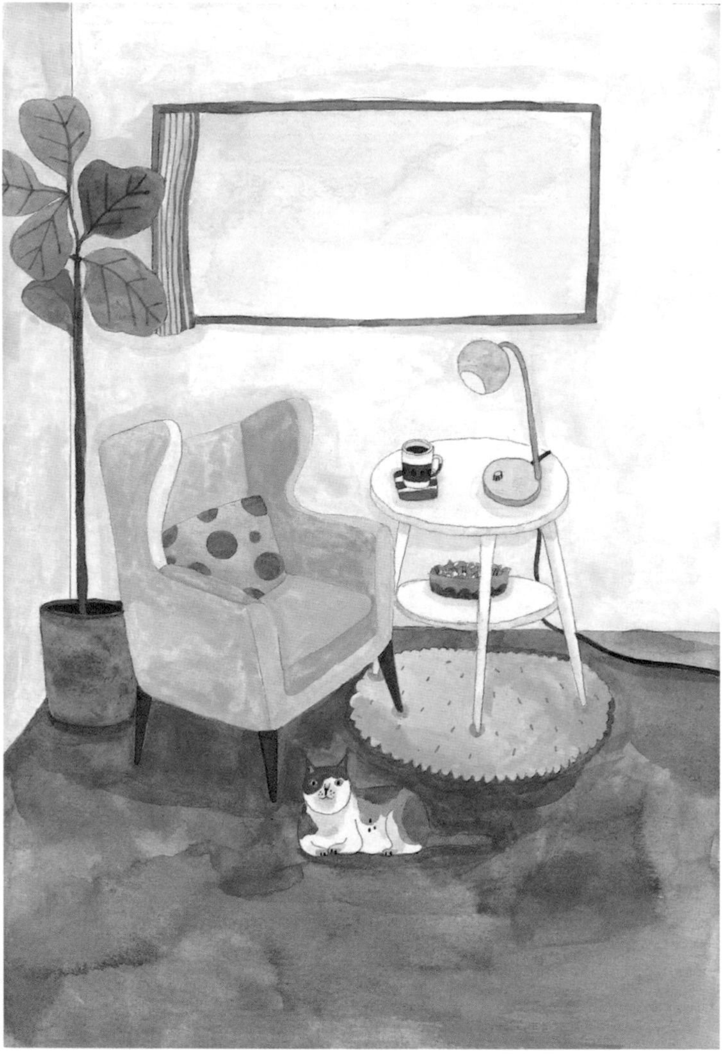

與爸爸的秘密通道

雖然愛的人不在了，但還是可以用你的方式與他們聯繫

成人相較之下可以經過比較多的描繪和溝通，去慢慢調適面對伴侶的離開，而身為地表最強的堅毅母親，最困難的不是丈夫離世之後，該如何面對日後經濟上、情感上拮据無助的單親生活，而是事發當下，要如何回答雙眼閃著淚光的孩子那不定期的提問，「爸爸怎麼還不回來？爸爸是不是不要我了？」

故事裡的父母是在英國留學時認識的，母親是一位美麗、溫柔又獨立的女性，而帥氣的父親也很優秀，有自己的小事業，在他們的愛情底下，有兩位可愛相親的孩子，而重視孩子教育的他們，親子互動也相當好。

我想，以現在的社會價值觀來說，就是所謂的「人生勝利組」吧。美好的愛情、美滿的家庭，過著雖然不是大富大貴但也不愁吃穿的日常，多少人引頸欣羨著。

但是，上天總是不從人願。在眾人羨慕的粉紅色泡泡一一成形的時候，上天狠心地搓破了所有的未來。父親被診斷大腸癌第四期末期，並且已經轉移。

我只見過一次父親，他們忙於治療，甚至奔波至美國、日本以獲取更先進的醫學療法，最終，還是無效，父親的生命被畫上了句點。

母親她帶著九歲跟五歲的孩子前來預約心理會談，小小孩似乎還不太清楚發生什麼事情，但大孩子已經懂得問：「阿姨，爸爸是不是不要我了呢？」於是後來只跟大孩子預約會談。

父親因大腸癌離世一個月了，大孩子每天睡前都會問同感悲傷的遺孀，「媽媽，爸爸什麼時候回來，爸爸是不是真的不要我了？」心力交瘁的母親儘管心情再煎熬，仍忍住淚水打電話求助，求助的內容不是她自身害怕如何面對丈夫死亡這件事，而是「不知道怎麼告訴孩子。」

成人相較之下可以經過比較多的描繪和溝通，去慢慢調適面對伴侶的離開，而身為地表最強的堅毅母親，最困難的不是丈夫離世之後，日後如何面對經濟上、情感上拮据無助的單親生活，而是事發當下，該面對日夜雙眼閃著淚光的孩子？

「我開不了口。」幾乎是所有家長跨不過去的檻。

第一次跟這九歲小女孩預約心理會談時，她穿著英倫風格的服裝，雙腿併攏、乖巧安靜地坐在會談室裡，即便臉上充滿稚氣，但行止都禮貌有序。徵求小女孩同意後我們開始討論爸爸的事情，但她卻很難主動用語言表達什麼，聽到「爸爸」兩個字，便不可抑地落淚，不間斷地抽取眼前的衛生紙。

到這，我明白她心裡已經知道失去爸爸的事實，只是這事實對孩子來說相當難以接受。在她啜泣聲伴著問句，「媽媽說爸爸會回來，但是爸爸一直都沒有回來，是不是不要我了呢？」**孩子不斷重複的問號，不是真的提問，而是她對事實理解的過程，孩子正在用她的方法理解失去爸爸的事實。**

通常這時候，我都會跟小朋友說，「那我們一起想念一下爸爸，好不好？」，他們會說爸爸對他們有多好、帶他們去哪邊玩，也會買玩具給他們，很喜歡跟爸爸在一起……我跟小朋友們約定，即使爸爸已經離開了，但我們一樣可以在會談室裡想念爸爸，也可以在家裡想念爸爸，在任何你想爸爸的時候想念他。接著我問小女孩，「我理解妳現在有多想念爸爸，所以我也想知道妳想念爸爸的時候，會用什麼方式表示呢？」

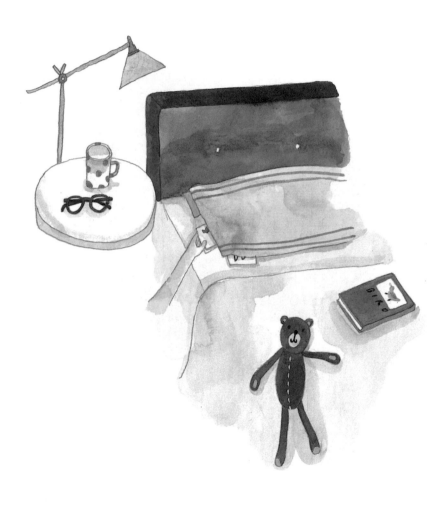

小女孩說：「我會寫信然後給爸爸，然後摺起來，放在爸爸的枕頭下，這是跟爸爸的秘密通道喔！」小女孩還說，「以前生日的時候，爸爸都會放禮物在枕頭邊，隔天，我就會在枕頭底下放一封謝謝爸爸的回信。」說到這，孩子收起淚汪汪的雙眼、露出認真的眼神告訴我，她現在也還持續做著這件事情。

「很好喔，持續這個跟爸爸的秘密通道，這對妳來說很重要呢。」我和小女孩約定，「每次，我們都可以在這個空間裡面說任何想念爸爸的事情，但是妳不想說的時候也可以告訴我喔。」小女孩點點頭，想念著爸爸帶她去哪邊玩、答應過爸爸哪些事情。

每次的會談，我們都會談到信的內容寫了哪些，然後放在與爸爸的秘密通道裡面，在這些信裡有許多畫，畫出了以往與爸爸的快樂回憶，也分享她現在的校園生活。

一次聽她說她與父親分享的內容，發現她正逐漸接受「爸爸不會回來了」的事實。我問：「妳覺得爸爸現在在哪兒啊？」她說：「我真的覺得……爸爸在天上有看著我有沒有乖，也很想我跟媽咪、妹妹唷。」我強忍著眼眶裡的淚水，「恩，我知道了，我也這麼覺得喔！」用信任的眼神看著她。

我們共會談了十二次，透過每次的兒童諮商，孩子逐漸接受父親離開後的生活態樣，也較少用大哭大鬧的情緒表現悲傷。最後一次會談，是與這小女孩談論父親節卡片要放在哪個位置會比較好，直到她說，「我跟爸爸說，『不用擔心我，我會乖乖聽媽媽的話』」。

我想這孩子，已經透過祕密通道，找到專屬她自己的想念倉庫，存放她對父親的永恆思念。

・心理師的臨床筆記・

不同年齡層兒童的死亡認知

隨著兒童的發展年齡，對於死亡的概念及哀傷反應也會不同，建議依照兒童不同的認知去陪伴及關懷。

- **嬰兒期（0～2歲）**：對死亡的概念可能還不清楚，面對哀傷的反應可能會因分離焦慮而產生，如易怒、哭泣，飲食習慣改變或睡眠改變。
- **學齡前（2～4歲）**：這個階段的孩子可能很難理解「永遠」這個概念，故可能孩子被告知親人（父母）死亡時，一小時後又會問「爸爸去哪裡了？」。
- **幼兒階段（4～7歲）**：這年紀的兒童可能會把死亡看成是可逆、可反轉的，也有可能會覺得他們要為死亡負責任的，這年齡階層的孩子有時哀傷反應已經好很多，但也可能會模仿大人的哀傷反應，如憤怒、傷心、困惑和吃不下、睡不著等表現方式。
- **兒童中期（7～10歲）**：如同故事中，這時候兒童已很清楚死亡是不可逆的，也能理解死亡會發生在動物、人身上，但依然期待爸爸回來。

珍惜和爸爸相處的日子

日後再多的懷念，都不如現在牽手聊天的日常陪伴

她平常就不太表達情緒，對外總是笑瞇瞇的，在父親離世後，她送所有護理人員卡片，並說安寧病房裡的所有護理人員都是天使。而她不知道的是，帶著笑容的她才是安寧病房裡所有人的天使。

一位食道癌末期的個案，為了獲得身心靈更完善的醫療照護，選擇住安寧病房，這位病人的獨生女約十二歲左右，護理人員擔心孩子的心理會對於父親可能即將離開而悲傷，故照會了心理師。

這女孩說話語氣特別成熟，對醫療臨床人員總是笑瞇瞇地相處得很好，看見這有著

彎月般雙眼的她走進會談室，我簡單地自我介紹，並如常聆聽這位女孩在心理上有沒有需要協助的地方。

「所以，我可以跟妳講心理的話嗎？」她說，現在雖然每天都陪在爸爸的旁邊，但一直有種爸爸隨時會走的感覺，常常看見媽媽偷偷掉眼淚，也跟她說爸爸的病情不會好了，看見媽媽哭，自己卻也無能為力，不能為家人做些什麼。

除了理解孩子的無助感，此時我也看見孩子正面臨的心理變化。孩子因看見媽媽已經夠難過了，所以心理在抉擇是否要將自己的心情藏起來，避免讓爸媽擔心。

她笑瞇瞇地看著我，並說出她真正的願望，「其實我還是希望爸爸的疾病會好。」這時候，我雖然沒有多說什麼，但我知道那是她的期望，同時也代表她心底已經知道爸爸真的不會好了，而我只是陪她透過藝術媒材（一張 A4 圖畫紙、幾支粉蠟筆），畫出她想表達的。

她畫的是全家人快樂出遊的歡樂畫面，周圍有許多愛心，畫裡的大家都很健康，她一邊畫，我一邊聽她敘說著與爸爸的關係，「爸爸會帶我們一起出去玩，買好多東西給我。我要把這幅畫放在爸爸的床頭邊，這其實是我送給爸爸的第一幅畫喔！」

與她討論現在想做的，她輕聲說，「我只想要珍惜現在能與爸爸相處的時間，雖然不知道剩下多久……」她一星期去安寧病房兩天，和媽媽一起推著輪椅帶爸爸到醫院附近走走，曬曬太陽，聊聊日常。看見媽媽握著爸爸的手，她也會伸手去握著，陪戴著呼吸器的爸爸聊天，爸爸因腫瘤過大，不方便說話，我問她都跟爸爸說些什麼，她說，「我叫爸爸不用擔心我們」，她認為現在家裡需要正面的力量，如此才能讓爸爸放心。

我看她的回應如此成熟，心裡甚是不忍，她還只是個十來歲的**孩子，心裡承受的壓力與痛苦，並沒有比大人來得輕微，但卻有如此超齡的表現，反而更讓我掛心。**

一次，爸爸突然大出血，女孩嚇到了，一時之間不知該如何是好，只是不斷地留下不知所措的眼淚，這是女孩第一次表現出惶恐。護理人員與病人陪伴著她，即時給這孩子一些適當的情緒支持，這也是安寧病房的照護優點，因為護理人員與病人的醫病比例較足夠，也受過完整的安寧護理訓練，所以相對來說，這裡的護理人員也較能溫柔地照護到家屬的情緒。

後來跟這孩子會談了兩三次，她說她有時候其實會偷偷地哭，我繼續探問這狀態，她說，「就心情悶悶的吧，在學校也有點悶，一時說不上來。」評估她的生理狀態，除了偶爾出現胸口悶的症狀，其它學校表現、睡眠、食慾表現都還好，所以就轉而關心她情緒的出口，她說，「我都會固定跟一個好朋友說，我們會交換日記。」

那妳會在好朋友面前哭嗎？「其實不太會耶。但通常我一個人自己哭一哭，哭完擦擦眼淚，心情就好多了。」

我試著了解這個孩子的狀態，她不想在他人面前表達太多情緒，平常唯一會展露情緒的對象是母親，但偏偏此時共同面對的困境是父親的疾病，因此也不想對母親表露太多，所以她對外總是笑瞇瞇的。我說，「若日後想要一個人好好哭一場的時候，可以跟安寧病房借會談室」，她開心地點了點頭。

之後，護理人員告訴我，她曾借空間，獨自去那個環境待著。

一個多月後，父親離開了，女孩在父親離世後送所有的護理人員卡片，她說安寧病房裡的所有護理人員都是天使。她親手做了一張卡片給我，上面畫著我常常綁馬尾的樣子，並寫著：「每次跟心理師講完話都會很放鬆，好像煩惱的事情變得不那麼煩惱了，而且妳也會告訴我一些方法讓我覺得心裡好過一些，謝謝妳，我也想像妳一樣幫助別人。」看到一位孩子這樣單純的回饋，我想這就是這份工作的價值。

我告訴這孩子，未來若有任何煩惱，可以寫信告訴我，我會回信的。而她不知道的是，帶著笑容的她才是安寧病房裡所有人的天使。

時間又過了兩、三個月，這孩子寄信到醫院詢問了一些煩惱，內容是：

漂亮的心理醫生：

爸爸離開了，有時候還是覺得爸爸還在一樣，今天學校做父親節卡片，我很用心做了，回家後，我想著該把卡片放在哪邊呢？有沒有什麼好建議呢？有時候想到爸爸，心情還是好難過，也不知道為什麼。

後來我也回覆她了一則短信：

親愛的〇〇，

我可以理解在父親節這個特別的節日會想起爸爸，不過就用妳想用的方式去跟爸爸連結吧，爸爸才離開一段時間，也許還很不習慣沒有爸爸的日子。妳可以把卡片放在妳覺得爸爸會說可以放或是爸爸比較容易看到的地方，若心裡還是感到很悲傷，可以請媽媽帶妳來找我喔。

‧心理師的臨床筆記‧

陪伴兒童度過悲傷

由於每個孩子被教導的死亡概念是不同的，表現也不相同，除了上述認識孩子可能的發展，陪伴孩子度過哀傷，也請記得孩子可能不知道如何表達自己的哀傷，因此也可能學習大人的哀傷表現方式。

所以，**給予兒童最大的心理空間，對於正面對傷痛的孩子來說相當重要。**陪伴哀傷兒童去做一些事情，比方用圖畫的方式（給兒童全白的圖畫紙去畫出回憶中的親人、如果可以送祝福給親人想要畫什麼等題目），再進一步跟孩子討論，若依然發現兒童有些情緒表現反覆不斷發生、學校行為改變，或突然變得沉默不語，可以尋找心理專業人員協助。

一般來說，九歲以上的孩子已經能理解死亡是真實、普遍的狀況，也是不可避免的，兒童這時的死亡認知已經可以達到成人般的理解能力，知道人會離開這個世界。

如何陪著兒童度過悲傷調適的階段呢？以下分享一些臨床工作的方式：

- **盡量誠實且簡單地回答他們的疑問**：讓孩子能放心地說他們想說的，並如實表達他們的感覺，避免使用責備或逃避的方式回應孩子的疑問。
- **鼓勵孩子用一些方式表達感受**：家人也許陪伴孩子共讀關於「失落」主題的繪本，或是用畫畫、戲劇的方式陪著孩子表達出來，用耐心的態度理解孩子一些退化行為（如：學校表現降低、拒絕上學）也是必要的。
- **整理成人本身的情緒並達到穩定**：成人則需要先學習整理好自己的情緒，漸漸穩定了才能給孩子較信任、穩定的環境。
- **注意一些特殊的節日**：一些特殊節日，總是會讓我們想起特定的人，對於孩子來說尤是，特別是現在學校教學強調互動性和多元化，常會設計呼應節日的課程，如：父親節、母親節等，對於剛失去父親或母親的孩子來說，都需要更多的關心。
- 若孩子依然持續出現一些負向情緒，也可進一步向相關專業心理人員諮詢，如身心科醫師、心理師。

在媽咪的耳邊說再見

除了傷痛之外，在親人臨終前還有更重要的事——好好道別

哥哥說，「我想跟媽咪好好地說再見，想在媽咪的耳邊跟她說，我們都很愛她，希望她不要痛了。」於是，我陪著這兩兄弟，讓他們閉上眼睛，將心裡期盼媽咪不再苦痛的祝福，引導他們在媽咪的耳邊把愛說出來。

我一直認為在心裡腫瘤領域服務擔任心理師的這份工作深具意義，不可諱言的也帶著殘酷，特別是需要協助家長告知兒童關於親人的病情，這就好像必須狠心地告訴天真無邪、對父母仍百般依賴的小白兔們，一直照顧著你們的大白兔要離開了。

周媽媽罹患的是惡性卵巢癌，因為型態的關係，疾病癒後不佳，四十初頭的她被診

斷出來之後沒多久，就被醫師判定剩餘的生命時間不到一年。面對這種青壯年離世，即便已累積不少相關經驗，但每次照會前，我還是要心理調適一番，除了感嘆生命的無常之外，更是不忍面對八、九歲孩子的「期待」——爸媽只是一時病了，過一陣子就會康復的。

周媽媽開始出現意識混亂的情形，所謂意識混亂是末期病人常出現的病症，如日夜顛倒，或是定向感不清，導致人、事、時、地、物紊亂，有些病人也說會看到幻象。而周媽媽的狀態是大多時間都在昏睡，於是我主動到病房找這對小兄弟，也請主要照顧者周爸爸先離開病房，讓我單獨跟兩小兄弟互動。

向兩兄弟簡單自我介紹後，我想先了解他們跟媽媽互動的經驗，知道病人在孩子眼中的形象，邀請並獲得他們同意之後，大凱哥哥先開口焦急地問，「我的媽咪到底怎麼了，怎麼一直在睡覺？」媽咪，是他們叫母親的方式。「你們媽咪對你們很好吧？」兩個兄弟狂點頭，「媽咪每次都會鼓勵我們、買玩具給我們，爸爸比較兇，媽咪都會叫爸爸不要這樣兇！而且媽咪每天辛苦上班之後，回家還要做家事、煮飯給我們吃。啊，媽咪也會帶我們出去玩！」，兩個孩子爭先恐後搶著發言，我心揪了一下，因為周爸爸說他不知道怎麼跟孩子說病人的狀況，所以遲遲沒開口，即便我一直鼓勵爸爸先試著跟孩子說明，但他始終開不了口……

協助家屬跟孩子說他們最愛的親人即將離開這件事，也是我的工作內容之一，我需要了解孩子的認知、與媽咪的關係，也要知道平日多依賴家長等日常狀況。坦白說，每次這麼做都十分揪心，但想到**如果現在不跟孩子說，他們連跟母親道別的機會都沒有，這可能會造成一輩子的遺憾，一想到這個，我就還是會打起精神，更加審慎地做孩童病情告知。**

這對小兄弟不斷說媽咪如何對他們好的同時，我注意到在床邊有兩兄弟親手寫的母親節卡片，以及周媽媽同事的祝福，牆上貼著滿滿的打氣小語，像是「加油！妳一定可以康復的！」都寫在海報上。

在醫療事實上來看，詢問醫療團隊後，得知病人的身體狀態每況愈下，所以我選擇採取漸進式的方式告知兩小兄弟，「我知道你們看著媽咪生病很久了，假日時都會盡量陪媽咪，心理一定會不太好受，不過你們知道嗎？你們的媽咪已經很努力了，但是沒有辦法完全康復。」孩子們似懂非懂。

在下一次的會談，小兄弟們紛紛掛著兩行淚問，「媽媽是不是真的不會好了？」這時，我知道這份工作最殘忍的部份來了，緩緩地跟他們說，「你們心愛的媽咪可能不會

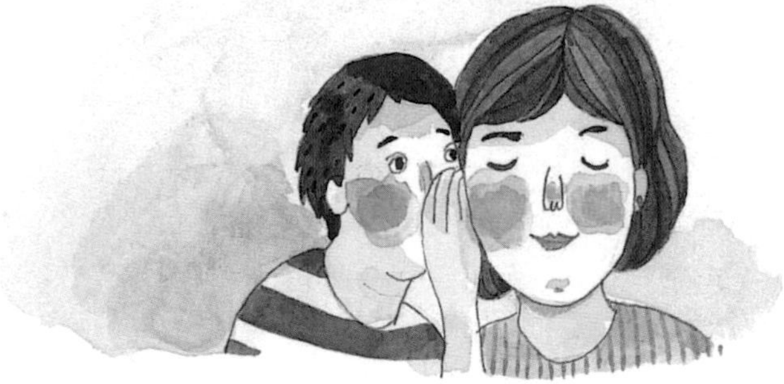

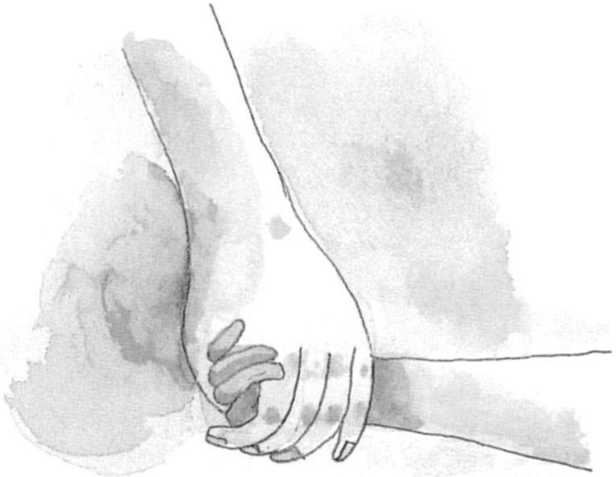

回來了，這不是你們的錯，而你們的媽咪一直很努力配合治療，但……現在真的沒有辦法了。」

我接著問小兄弟們有沒有悲傷反映的狀況？年紀稍長的大凱哥哥說，胸口會悶悶的，小凱弟弟也跟著說有類似狀況，「我聽你們說這麼多跟媽咪一起發生的很棒的事情，知道媽咪對你們真的很好，你們也都很希望媽咪好起來，但是實際的狀況並沒有，這可能會讓你們很難過。所以，現在重要的是，你們想要幫媽咪做什麼事情呢？」**引導孩子走出當下的難過困境，讓他們更積極地去想，現在想要為病人做的事情，一方面可以轉移悲傷情緒，也可以幫助他們好好地與親人道別。**

大凱說，「媽咪有時候好像很痛，我現在都會牽著弟弟一起握著媽咪的手安慰她，我想……跟媽咪好好地說再見，想在媽咪的耳邊跟她說，我們都很愛她，希望她不要痛了。」於是，我陪著這兩兄弟祝福，讓他們閉上眼睛，將心裡期盼媽咪不再苦痛的祝福，引導他們在媽咪的耳邊把愛說出來。

這些都是孩子自發性表達愛的方式，理解他們想要單獨跟媽咪相處的機會，給孩子跟媽咪互動的空間、講屬於母子間的悄悄話。這兩兄弟也很喜歡畫畫，他們畫給媽咪的畫中是全家人手牽手一起玩樂的畫面，有許多顆愛心，像是紀念這曾經真實存在的記憶，我們把畫貼在媽咪病床邊充滿祝福小語的那片牆。

幾次會晤後，大凱告訴我，「我有跟弟弟說媽媽可能不會回來了」。但他們還是想跟媽咪說再見，然後一直跟媽咪說很愛她。我鼓勵他們去道別，並對他們說「以後，跟爸爸一起想媽咪好嗎？」他們擦眼角的眼淚點點頭。

後來，我與周爸爸談了未來兩兄弟可能會出現情緒上或行為上的一些哀傷反應，也跟爸爸溝通，不要以責備的方式告訴孩子們關於媽咪的事，兩兄弟對於媽咪的離開仍會感到不安與難過。

除了孩子，我明白周爸爸心理也難受得很，只是沒有表達出來罷了。我稍微關心了他，但他只是隱忍著眼角的淚水說，「該努力也都努力了，但天不從人願，現在能做的就是好好照顧孩子。」有告訴周太太你想對她說的話嗎？「恩，有告訴她放心孩子的事，也感謝她這些年來為這個家的付出。」很平淡的表述，但我想這份感謝對病人而言是很珍貴的禮物。

•心理師的臨床筆記•

孩子的漸進式告別

道別，對孩子的心理也是重要的，若沒有跟親愛的人告別，會產生失落與遺憾感受，尤其需要考慮孩子若是特別依賴即將逝世者，也要讓孩子有時間作心理準備，以降低未來孩子的悲傷反應。

根據臨床經驗，建議採用「漸進式的方法」，慢慢了解孩子心理的期待，同理孩子，然後給予空間讓孩子與即將逝世者告別，實際做法上，除了可以鼓勵孩子在即將逝世者的耳邊說悄悄話，或是寫卡片、念出卡片裡的祝福，也需要尊重每個孩子的悲傷表現。

親愛的奶奶，我會想念在天上的妳

不敢靠近，不是不能接受妳病後狀態，而是怕自己忍不住淚崩

在我們的心中也許都有這樣的一個人，無論這個人是否還在這個世界上，就只是單純地想念著他，這樣的想念情緒，對成人、兒童都是一樣的心理，我們都希望那個被想念的人，知道我們不會忘記他。

一位即將要失去奶奶的九歲女孩，跟奶奶的關係特別的好，也受奶奶疼愛。七十歲左右的奶奶被診斷是膽管癌末期，隨著疾病快速進展，加上有些症狀需要協助，最後家屬選擇安寧病房讓奶奶獲得更好的身心照護。

最近，母親發現小女孩最近不太敢靠近奶奶的病床，透露出很害怕的表情、身體四

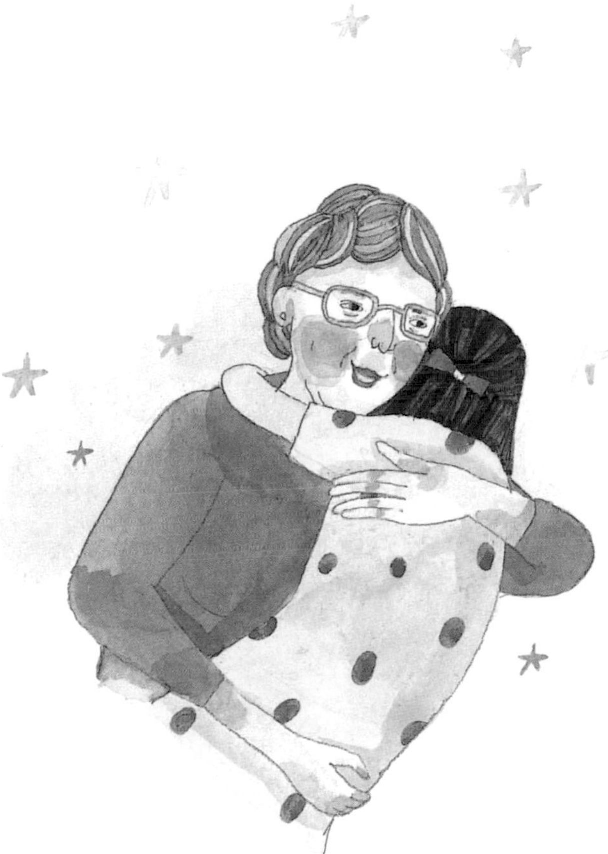

肢緊繃，母親認為可能是因為孩子腦海裡的奶奶突然因疾病變瘦、變得不像原來的樣子，所以希望心理師能協助。

接到照會單的當下，我也擔心自己會控制不住眼淚，因為孩子的真摯情緒哭起來總特別讓人心疼。照會後，跟孩子約隔日會談，媽媽特別跟安親班請了假，非常擔心這孩子的情緒。

隔日，小女孩進會談室，綁著可愛的公主頭，謙遜有禮，一開始她的坐姿有點緊繃，為了讓孩子放鬆，我先跟她自我介紹了：「我是心理師喔，妳知道心理師是做什麼的嗎？」她低頭有點不好意思地看著我，「應該就是心理醫師吧，**看心的醫師**。」

「那妳覺得看心的醫師是做什麼的阿？」我好奇地探問她小腦袋瓜是怎麼想的。「就是把不敢對大人的話，跟心理醫師說吧。」這個答案也讓我會心一笑，臨床工作總是這樣的，不知道會遇到什麼樣的個案，有時接觸到兒童的心靈世界，會發現她們的天真、自然、無害、直接，但每次要與孩子討論死亡的話題時，連我都覺得有些沉重。

我笑著回她說，「真特別的答案」，繼續問，「我可以問問奶奶的事情嗎？」她身體開始緊繃，空間沉默，眼裡噙著淚，低頭不敢直視。氣氛凍結了一會兒，我說，「我知道妳聽到奶奶會有點不知道怎麼辦吧？」她輕輕地點了頭。

得到了她同意後，才繼續問她跟奶奶間的關係，原來這小女孩每個周末連續兩天都會跟她心愛的奶奶一起吃飯、一起睡覺，這是屬於她們家族間的習慣，奶奶常煮她喜歡吃的菜、對她特別好，是她最喜愛的人之一。

當她慢慢願意跟我說話，也對環境比較信任後，我開始同理她喜歡奶奶的心情，「不過看著自己喜歡的奶奶好像生病了，也不知道怎麼辦吧？」接著問她陪伴奶奶的時候，都看見奶奶什麼樣子？她回說，「奶奶大部分都在睡覺，眼睛都是閉著的，所以也不知道怎麼跟她說話。」

「那我偷偷問妳喔，妳會想要在旁邊跟奶奶說話嗎？」大部分得到的回答是肯定的，「嗯！想跟奶奶說話」，不過大人都在旁邊，其實很難讓兒童主動去做什麼互動，所以我建議大人也要給兒童一些與病人的私人互動空間。

「妳有什麼話或什麼事情還沒有跟奶奶說的呢？」沉默了幾秒後，原本還能強忍淚水的小女孩開始泣不成聲，約花了一分鐘邊哽咽著才將下面的話說完：「本來我要寫卡片給奶奶的，但是因為奶奶突然住院，我來不及做。我很想跟奶奶說，**『奶奶，人都會死掉沒有關係……但是一定要請妳放心……（哽咽）我知道妳在天上會看著我們，我們會照顧好自己，然後我一定會記得想妳。』**」她的淚水稀哩嘩啦地掉下來，我在一旁也不禁淚崩，即使一開始有心理準備了，但還是忍不住心疼。

接著，我問女孩有沒有養寵物的經驗？**兒童若有一些失落的經驗，比方遇到寵物死亡，會比較容易理解死亡這件事情。**小女孩說她有一隻心愛的黃金獵犬，已經很老了，小女孩明白這隻狗狗有一天也會離開。她接著說，爸爸媽媽一開始都沒有跟她提過奶奶的事情，奶奶就突然住院，她不明白怎麼會突然就變成這樣了。

我花了一些時間去了解小女孩對於死亡的想像。小女孩認為死掉就是「去天上」，認為去天上的人依然存在著。了解到小女孩對於死亡的世界是這樣子，就能理解小女孩是可以接受奶奶生病離開的，於是，我再問，「妳猜到奶奶即將離開了吧？」小女孩點點頭，淚水沒停過，「因為奶奶一直睡，都不起來。醫師、爸爸媽媽有說可以跟奶奶說話，可是我怕我說了就會哭，所以我不敢接近奶奶。」

原來是因為這關係，並不是因為害怕奶奶變瘦的樣子。

最後，我都會問孩子，想要做什麼給病人呢？「我想要做勞作給奶奶」，小女孩用肯定的眼神說著，眼角的淚痕終於慢慢淡化。於是我跟她說，「下一次我們再來談妳跟奶奶說的話喔。」

事後，這家人順利地與她們心愛的母親（奶奶）道別，也從家屬的口中明白這小女孩會談後，就開始做勞作放在奶奶床頭旁邊。我想，在天上的奶奶，應該都有收到小女孩這一份又一份的真摯想念吧。

・心理師的臨床筆記・

兒童的悲傷出口

有時是這樣的，大人們理解到小孩也有悲傷的情緒，但可能難以開口，尤其是不知道該從哪邊講起。小孩是敏感的，當發現大人也會難過時，會有一種「這種時候或許不允許難過吧，否則大家會更傷心」的心裡，也不敢把悲傷表達出來。

身為一個人，不論兒童或大人，總會想要為所愛的人做些什麼，這是愛的心意。而一位體貼的小孩也會有這樣的心意，知道愛一個人總是會為彼此做些什麼，所以，當面對死亡時，體貼小孩會先選擇強忍悲傷。

其實很多事情都不知道怎麼問大人，對小孩而言，只知道大人生病了，他們看見那個可能隨時隨地會離開的大人，只知道有可能以後看不到了，前面有提到，了解死亡就等於真正離開之事實的兒童約在九歲，就可明白逝去的人，是會永遠離開的。

小孩相信些什麼，取決於家人如何告知死亡，這個小女孩相信奶奶上了天堂，也是另外一種存在。建議**大人們可以用一些生命繪本、或是以寵物的離開，來跟孩子討論死亡**。當我們大人自身正在經歷悲傷時，若難說出口，又想要關心孩子的悲傷反應時，也可以讓孩子覺得「允許悲傷的態度」，孩子會經由陪伴慢慢說出來的。

母女間的相處難題

媽，我想在妳離去前，學著和妳和平相處

「我的家庭真可愛，整潔美滿又安康，姊妹兄弟很和氣，父母都慈祥……」這首耳熟能詳的歌貌似是大家的生活寫照，但現實中並不是全然的美好，家人間有對彼此的期待，或摻雜著上一代的故事，總是很難兩全。

一位從小在紐約受教育，長期居久留紐約工作的小C，剪著俐落的短髮，在時尚產業有一番成就。她母親一年前被診斷大腸癌第四期，已經轉移多重器官，她時常台灣／紐約兩地跑，家裡雖然有哥哥願意照顧，但是她想要彌補過去沒有陪伴母親的日子，卻遇到一個心理難題——與母親的相處。

母親是一位標準傳統文化家庭的女性，小C則長期在西方國家生長，兩者溝通模式一直很不同，小C的主導性也較強，讓母親覺得很有壓力，她們的和平狀態是建立在遠距離美感，距離只要稍微近一些，雙方都感到巨大壓力。

小C找我心理諮商，帶著強烈的目標，急切地說，「心理師，我覺得我母親已經是癌症末期，醫師也提到治療效果不佳，這樣的相處品質讓彼此都喘不過氣來，我想要改變自己，讓母親安心離開。」她強忍著淚水告訴我。

「我的這裡（胸口）真的好不舒服、好難受」，她看著我，用手比著她的胸口。我告訴她，既然現在她改變的動力這麼大，與家人的關係是可以慢慢親近的。我嘗試同理她的無助心情，「我想，妳也覺得很挫折吧，明明是自己的家人，卻始終不明白到底如何跟最親密的人相處。」其實主動來會談室的人通常都有無奈的心情，或是遇到挫折，經歷過自己不斷地努力都失效了，才會選擇尋找進一步的協助。

「妳都用怎麼樣的口吻跟親愛的家人說話呢？」，她有點難啟齒，「其實，我知道我的個性很有主見，這點像爸爸，主導性強。」我接著讓她思考現在與母親的溝通方式有哪些狀況？她慢慢發現自己並沒有尊重母親的生活習慣，從紐約回來後，都按照自己的方式決定生活，總是不斷積極安慰著母親，告訴母親要樂觀、要正向，於是她的母親心裡不免無奈，現在甚至都不想跟她說話了。

我請她想一下，現在母親的心理需求可能是什麼呢？「我想就是內心的一份平靜吧」，她這次用平靜的語氣說著，大概剛經過了一番掙扎與省思，外表看似堅強的她落下淚水，「真的難以想像母親即將離開，這是我心裡很不想面對的事實。」

除了陪伴她，同理她的無力感，也理解到她有時候也是很氣自己的。人，即使在關係中是強勢的一方，在相處中也常會感到挫折，與家人不好的相處模式更是長期以來的弊病，需要時間慢慢修復、耐心經營、彼此付出。但在這裡，可以理解她急著想要與母親相處好一些的迫切心情。

有次到病房，小C想要幫母親決定一些事情，包括母親該吃什麼、母親的情緒……小C沒意識到，她正一股腦將自己的焦慮感全都傾倒給臥榻病床的母親。我立即性地讓小C覺察到自己的焦慮行為，她也立刻領會自己的某些行為會讓身旁的人備感壓力。她覺察後，我邀請她們討論一下現在的溝通方式，點出讓彼此不舒服的地方。

母親表達說，只想要靜靜走完這段時間的想法，也不想跟女兒再有什麼衝突，只期待女兒不要太干涉她的決定，因為這樣會很煩；而小C也想起了要尊重母親的需求，跟媽媽邊哭邊道歉。

不過，小C積極態度也真的協助了母親許多，幫助母親認識許多院內的資源，讓母親想到問題時能找到地方正確投問，對此我肯定她的努力。那次以後小C再也沒有主動找我了，有次院內巧遇，她說現在相當珍惜母親的時間，要給母親好的陪伴品質。

在家庭成員間若有機會說出彼此的需求，願意彼此理解，關係是有機會更親密的。面對罹癌的病人，建議「學習傾聽」、理解眼前的人的需求，這個人是你的家人，試著給他做決定的空間，**學習傾聽多於給予積極建議**，也要覺察自己有沒有較焦慮的情緒而影響到病人。當家人還沒有準備好面對自己的疾病時，給予適當時間，逐步關心病人的需求。

有個永恆不變的道理——**我們在愛的人面前，總是不經意地傷害他而不自覺。**面對摯愛的家庭成員死亡即將來臨，有些人開始思考原有的家庭關係，想要珍惜剩下來的時間，若能有時間調整成好的品質相處，那將是很棒的回憶。

•心理師的臨床筆記•

學習了解相關醫療資源

當罹癌時，我們能為自己或家人做些什麼呢？其實非常多，包括協助與醫師溝通、協助住院的行政流程事宜與安排、協助蒐集有效的資源、衛教手冊，或是去認識醫院的醫療成員：

- **癌症個案管理師**：在治療疾病的過程，病人在面對衝擊時，癌症個案管理師可以成為一個重要的醫院聯繫窗口，是病人在面對疾病治療的好夥伴，尤其當病人初診斷時，一時間不知道如何面對疾病或治療，個案管理師可提供相關疾病資訊，增加病人對疾病的認知，並協助轉介適合的資源。
- **安寧緩和醫療團隊**：主要負責末期疾病的照護，可以詢問關於疾病末期可能出現的狀況，專門做末期疾病良好疼痛控制或照護、不施行心肺復甦術（DNR）、2019 年《自主權利法》等相關諮詢服務。

- **心理腫瘤服務：**每間醫院提供心理腫瘤服務的方式不同，有些醫院提供心理師心理諮商的服務；有些醫院則提供身心科的健保門診。
- **社工師（員）：**欲想了解一些社會資源或是機構的諮詢、租借醫療輔具，社工可以提供適當轉介。

孩子當菩薩去了

我們給予你完整的愛，不會因為你的離開而消逝

如果可以選擇，沒有人會選擇承受悲傷的遭遇，在一些令人悲痛的人生經驗裡，總是帶著許多愛的渴望與失落。小佑離開後，故事再被敘說的時候，不再是「一家三口，如今少了一口」的遺憾感受，而是有愛的日子一直都在，只是在不同的地方各自幸福著。

有一對幸福夫妻，在不到一年的時間內失去孩子，悲痛了半年，這份失落情緒依然持續影響著他們的生活，所以主動前來預約會談。

過去，他們一家三口過著幸福又平凡的日子，某日，孩子小佑十五歲時，突然右半

側麻痺，這件事情帶給夫妻倆重重一擊。在第一家醫院就醫，並沒有被診斷出來，症狀反覆出現後，內心更是焦急，他們全台到處奔波，只期待這孩子能早日找到病因並獲得正確治療，最終找到原因，診斷為罕見的腦瘤疾病。

在治療過程中，小佑因不想讓父母擔心，有時甚至會說些笑話，製造歡樂氣氛。後來，病程漸趨惡化到不能行走時，小佑親口告訴父母，「我真的覺得我已經很幸運了，活了十五年，以前都是健健康康的孩子，所以你們不要再為了我而傷心。」

不論小佑最後怎麼說，作為父母的心裡仍滿是自責，「如果早兩個月診斷出來會不會有所不同？是不是我的孩子就不會這樣子了？」在小佑離開後，他們仍陷在這樣的自我詰難中，這些提問反映的是父母內心深處的聲音——我不想失去孩子，但每天、每天，他們卻不得不面對這已無法挽回的現實。

「小佑一直是我們夫妻間很棒的潤滑劑，他的天真、樂觀，總是能為家裡帶來歡笑，有這孩子在就有笑聲，這孩子……這孩子……」這對夫妻邊流淚邊說著關於小佑的種種回憶，聽得出來滿滿的不捨，「我好希望他還在」他們異口同聲說出這幾個字。

理解他們的悲慟後，先陪著他們回憶這孩子，一邊評估、一邊陪伴、一邊了解是我工作中很熟悉的一部份。我想，一段重大失落事件，想必旁人也不太敢在他們面前提及，以免觸碰這巨大的痛，但他們在這會談室裡可以盡情地談，在談的同時，我也理解他們在一年內失去這孩子有多難捨。

「我們跟這孩子的心是很緊密的，常常一起分享生活上大大小小的快樂與難過，我們過得相當幸福，為什麼這件事情會發生在我們身上……」在人生的遭遇裡，有些是自己能決定的，然而，有些是再努力都無法抗拒的。這是人最渺小之處。

有些人相信「輪迴」的概念，認為這些難題就是今生要去面對的、該還的債，每人面對人生遭遇時，有一套內在的信仰，也許是一直以來的信念，也許是一個信仰體系，沒有所謂的絕對。

隨著每次會談，這對夫妻的情緒逐漸有了出口，在某次會談裡，我問他們，「你們現在怎麼理解這件事情發生在自己的身上呢？」母親已經能收起情緒地說，「其實小佑還小的時候，因緣際會之下曾遇過一個自稱師姐的人，她看見我白白胖胖的孩子就說，小佑是菩薩轉世來的，是來給我們修的。後來，這也是我們夫妻的共識。」

「其實小佑臥床到意識開始混亂，最後真的覺得不要讓他再這樣痛苦下去了。我們很珍惜後來的日子，雖然備感壓力，但也真的打從心底相信他是當菩薩去了。最後也因安寧緩和醫療團隊的介入，一直都有在向孩子好好地告別，也因為這個團隊，讓我們覺得這個孩子**最後像個人被對待**，這是心理很欣慰的地方。」

至今已經兩年了，現在的他們依然很想念小佑，但已能慢慢接納這個生命中的缺憾，當故事再被敘說的時候，不再只是「一家三口，如今少了一口」，**而是幸福的日子一直都在，只是在不同的地方各自幸福著。**

而小佑的牌位也立在「最疼愛這孩子的爺爺旁」，兩夫妻都相信這孩子在天上也會受到很好的照顧。而我也相信，這個孩子是在完整的愛之下離開的，這份愛不會因為他的離開而消逝。

‧心理師的臨床筆記‧

面臨哀傷的悲傷表現

親愛的，人在面臨哀傷時，從情緒、生理、認知、行為各方面都會表現出來，不論你身為喪親家屬者或是相關親屬朋友，都建議多了解一些心理衛生知識，讓這些知識協助辨識哀傷的狀況，給予自己或家屬好的心理照顧。

- **情緒的悲傷表現：**這時候可能內在會有很悲哀的感受，有時會以哭泣方式表現，而憤怒、自責、焦慮、苦念、解脫感、麻木、無助、疲倦、驚嚇這些都是可能出現的情緒表現。
- **生理的悲傷表現：**胃部空虛、胸部緊繃、喉嚨發緊，對聲音較敏感、缺乏精力、呼吸窒息、肌肉軟弱無力等狀況。
- **認知的悲傷表現：**可能會不相信已逝者已離開，為此到感到困惑，或沉迷於對逝者的思念、感到逝者仍存在、或是產生幻覺等現象。
- **行為的悲傷表現：**失眠、食慾障礙（包括過度進食和拒食），當這些情緒或症狀已經明顯困擾半年以上，並發現悲傷反應未隨著時間好轉，則建議尋求身心科醫師或心理師晤談。

失去孩子的母親節

我們避而不談，但始終都為了對方努力著，無論生死

隨著癌症心理的臨床工作做得越久，越可以看見各種家庭間的互動。有些家庭可以開放地談論疾病病程、一起安排後事，有些則不忍所愛的人承受痛苦，擔心衝擊力道太強，而選擇對病人隱瞞病情並獨自承受所有……

大部分病人到了疾病持續進展時，其實都能從細微的身體變化，理解到身體撐不下去的事實，但是當身旁親友選擇隱瞞病情時，疾病的進展就成了雙方都有默契避而不談的話題。

一位母親滿腹焦急地在門診找主治醫師，拜託醫師救救她的孩子，幾周前，也才

二十三歲的小安被診斷出肝癌末期，從小他倆相依為命，父親很早就離開再組新家，而小安也非常孝順，從小就懂得保護母親。

與這二十三歲的個案第一次會談，是因為主治醫師感嘆年輕罹癌，評估治療效果可能不會好，而且母親還「特別交代」要對個案隱病情，主治醫師擔心這位母親未來可能承受不住打擊，所以照會心理師過去。

一走到床邊，就可以看到母親正無微不至地照顧著小安。輕聲細語地詢問有沒有哪邊不舒服？幫他擦擦冷汗；問他有沒有胃口？吃點東西吧；今天身體感覺有沒有好一點？還缺什麼嗎？……這一切都令人揪心，因為小安的病程一直進展，稍微關心了小安的睡眠狀況、心理調適的部分，徵得同意後也跟小安單獨聊聊。

「你現在還好嗎，有沒有比較擔心的？」他知道我是心理師後直接說，「我擔心的只有家母，身體的狀況我自己知道不行了，但**我每天都為了母親在努力**。」對他表達理解，也詢問他打算怎麼做？「既然母親還是抱持著希望，我覺得我好像也該努力，看著母親難過……我心裡也很難受。」他低頭沉默了一段時間，我陪著他慢慢討論疾病調適的狀況，他認為既然已經遇到了，也只好接受，後續的一些心願、想法，他不捨與母親討論，「我說了只會傷她的心」，他緩緩地說。

進一步詢問他和母親以前的互動關係，他與母親關係很好，但他從來都不覺得自己是個快樂的人，心裡總是悶悶的，內心有時會有一種缺憾感，覺得人活著是辛苦的，小時候看母親因父親的離開很受傷，「很辛苦地獨力賺錢養我，我一直想，長大後要拚命賺大錢，讓母親過好一點的生活。」

從一個二十三歲的年輕人口中聽到，「人活著就是比較辛苦」，連我都感到一陣抽痛，但那就是他的寫實人生經驗。即便我知道他想要保護母親的心情，不過我必須讓他明白，過去的這些苦會隨著環境和心理調適慢慢紓解開來，而不是在生病時也繼續用此方式過日子。

我追問，「真的不想跟母親討論你的疾病狀況啊？」他的答案還是一樣。到這兒，我大概了解主治醫師照會我的原因了，這對母子間對於疾病沒有任何溝通，小安知道母親怕他難過，承受不住打擊，理解母親的美意；母親在小安住院期間，全力以赴地照顧，包括隱藏自己的悲傷及痛苦，想哭卻不能在孩子面前哭，看著自己孩子瘦骨如柴的樣子，也只能跑到會客室調整呼吸，吞回淚水，在人前只表達出正向的力量。

「我只有這個孩子，我沒有了他也不知道怎麼辦了，心理師拜託你也不要跟小安說他的病情，我怕他知道了會擔心。」我除了心理支持之外，提醒母親要照顧自己的身體，也稍微鼓勵母親除了隱病情這件事情，還是要試著跟孩子討論一下孩子想做的事情或是想要交代的事情。

儘管這麼說反倒成為母親的壓力，但她還是選擇對小安隱病情。現在小安也不會主動詢問病情了，不過他持續對母親表達，「不論後面我的疾病預後如何，妳都要好好照顧自己，這樣就算我最後真的走了，才會放心地離去。」

一個月後，小安在五月的第二個星期日，也就是母親節當天離開，主治醫師說這母親在病床旁看似很冷靜，但可以感受到她心裡龐大無以名狀的悲傷。

後事處理告一段落後，母親主動來找我心理諮商，她的第一句話是，「我常常在想，當初是不是沒有隱瞞病情會比較好？因為這樣，我才比較有機會知道自己孩子的心願及心聲？」

該「隱病情」嗎？

是否該隱病情呢，這個問題常常被家屬詢問，通常我是這樣回答的：親愛的家屬，其實在臨床經驗工作發現隱病情不是最好的選擇，在理智的層面上，病人有權利了解自己的病情，以感性的層面來看，會這樣做決定一定是有更多的考量，比方大部分的家屬考量到的是擔心病人不能承受，日後會採取不治療的方式來面對而延誤病情，這常發生在初診斷為癌症時，就已經選擇隱瞞病情。

另個部分則是「隱一半」的病情，也就是讓病人了解到是癌症，但是當疾病進展時，比方像是藥物治療的效果不好，或是手術切除腫瘤後發現期別更後面，這都會使家屬考慮是否該隱病情。

我可以理解家屬所擔心的狀況，不過還是建議採取慢慢說的方式，讓病人了解疾病的進展。如果病人最近有多重壓力源，或是一直以來都有相關的身心疾病史，那建議跟心理專業人員討論用哪些方法說會比較適當。我最終還是鼓勵說的，**唯有讓病人知道自己的身體情形，病人才能做心理調適，也才能做出對自己最有尊嚴的選擇，也唯有不隱瞞病情，醫療上的照護團隊才能給予更好的心理照護。**

被無法停止的想念吞沒

認識三十年、結縭二十年，叫我如何用一年的時間忘了妳

「只要我一提到，他們就說她都離開了，叫我不要難過、不要再想了，但我真的很想她、很愛她，怎麼可能不去想？當了二十年的夫妻，認識三十年，我常跟她說，『你是我生命中非常重要的女人』……」是的，面對愛人的離去，怎麼可能不想念？

一位男性帶著倦容、頭髮凌亂不堪地來到會談室，一看面容就知道他沒有睡好，他的夫人孟璇剛過世一個月，現在的他，每晚都痛苦地看著妻子的生活照，而我也曾跟他的夫人會談過。

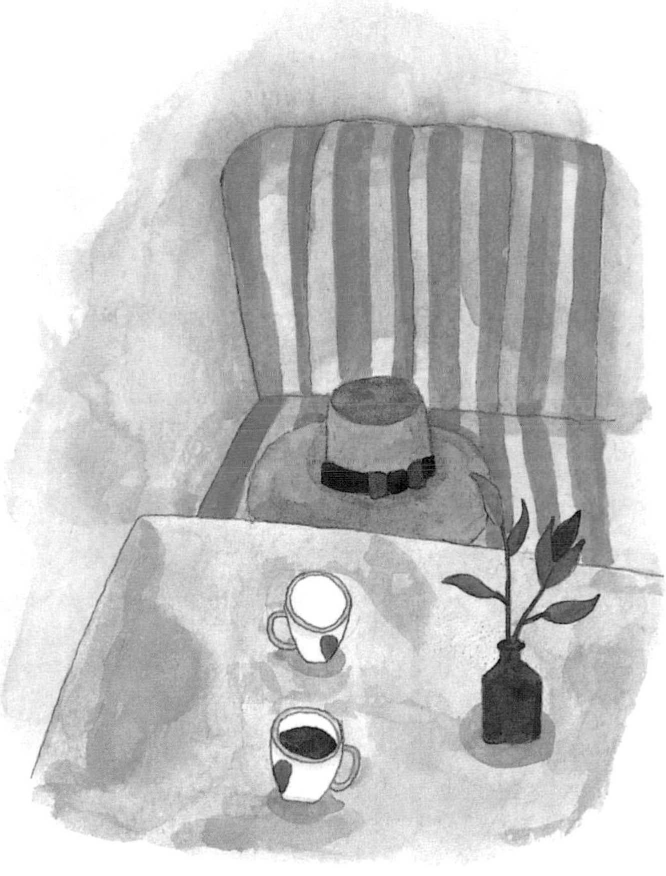

67　被無法停止的想念吞沒

我能理解他眼神中的悲傷，「最近你都怎麼過日子的呢？」他低聲無力地說，「有三餐沒一餐的、大概就是所謂的『行屍走肉』吧。」

時間回到一年前。一開始孟璇被診斷肝癌，他總是無微不至地照顧她，治療期間，他也會在一旁緊張地交代護理人員對他老婆溫柔一些，旁人都感受得到這對夫妻鶼鰈情深，平常可說是形影不離。

我曾被照會一次關心主要照顧者的疲憊，有時往返於醫院其它部門時，也會在附近的公園看見他陪著孟璇散步曬太陽的身影，當時這幕觸動我一些想法，一方面替孟璇感到欣慰，另一方面也擔心，如果病情治療不順利，那他該怎麼過下去呢？心底冒出這樣的擔心。

孟璇過世一個月後，他主動來到心理會談室，哭得泣不成聲，說著自己再度進到這間醫院有多痛，「我覺得自己真的活得很沒意義」，所以找我會談。「我當然明白，我看過你們相處的模樣。」當下，我不是要先讓他忘記悲傷，悲傷在這個時候還無法被淡化，我說，「可能要讓你失望的是，**沒有一種藥可以讓你不去想念。**」

他告訴我，孟璇一直給他很安穩的力量，「我整個家都交給她了」。有時陪伴著眼前的個案敘說與他們與重要他人的互動很重要，因為身旁的人不會再輕易地提起已逝者。「繼續談孟璇吧，我想她離開後，身旁沒有人跟你重新討論她。」

「對阿，身旁的人都覺得她都離開了，每次我要提，他們只叫我不要難過、也不要再想，但我真的很想念她，也真的很愛她，怎麼可能不想念？」我們那天專注地談孟璇，我說，「你好幸運，能感受到孟璇給你的愛，她的存在不但讓你穩定，也協助了你心裡的失落感」。他不好意思地告訴我，「沒錯，我們當了二十年的夫妻，認識三十年，我常跟她說，『你是我生命中非常重要的女人』，然後她都直接說『別說那些，快去做事』」，講這段的時候，他眼神傳達了他們曾經互動的幸福感受。

他當時還處在複雜性的悲傷中，悲傷復原也需要時間，於是我建議，「再來談談跟孟璇連結的方式吧！」讓諮商者與已逝者保持連結相當重要。**每個人都有屬於自己與已逝者連結的方式，唯有透過這種方式讓他們覺得已逝者存在的樣態，雖然看不見、摸不著，但想像與已逝者的連結，會慢慢做好悲傷心理調適，在心理層面具有重要意義。**

他哽咽地說，現在一樣每晚都會看著太太的照片說話，都說，「妳交代的事情，以前要我改的、對我好的，我都會盡力做到。」我問，「假設太太在這間會談室，出現在眼前，你想跟她說什麼呢？」他想都沒想就說，「孟璇，我真的好想妳」，然後不可抑止地留下兩行淚。

這間會談室裡，正充滿對另外一個世界的思念，但這個充滿愛的地方，還是需要轉回到現實的生活，於是我對他說，「不如把你對孟璇的愛，試著慢慢轉向好好過日子吧。你的生活現在完全失去平衡了。」後來我們持續了十二次的會談，他的生活也已經慢慢有照顧自己的能力。

半年後，他因感冒至院內看診，看見他與之前不修邊幅的模樣有很大差距，我跟他打了聲招呼主動關心，「現在一切都還好嗎？」他點頭表達，用眼神表達了感謝，「只是還是會想她。」

「以你們的情份，事情才過了一年，當然還是會繼續想念她，記得維持生活的平衡就好。」此時，剛好診間也叫到號，看見他進入診間前，有了一抹微笑。

・心理師的臨床筆記・

關於失落悲傷的雙軌模式

在討論「失落」這課題的心理學範疇裡，有一個雙軌歷程模式（dual process model，DPM）理論，分成兩個導向：

- **失落導向**：一直重複想失落的事情、難過的畫面，甚至沉浸在失去的情緒裡。
- **復原導向**：嘗試壓抑悲傷，也會感覺自己有好一些，可能透過轉移注意力的方式避免讓悲傷的情緒干擾自己的生活。

這個理論在說明**大部分的人，皆會在這兩個歷程之間不斷徘徊，同時也會在失落與復原導向之間來回擺盪**，因此，失去的人有時候會覺得自己突然一段時間很難過、但有時又會覺得自己還可勝任生活任務，像是「覺得自己調適好了悲傷，但又有時沉浸在悲傷之中，難以忘懷」的感受，在這兩者間來回擺盪，其實是正常的。

所以在陪伴一個人經歷哀傷時，若發現失去這個平衡時，可以給予適當的關懷，比方：當一個人喪偶後，將注意力全心放在工作時，可以辨識出他這時可能需要適當的表現悲傷，需要主動陪伴談論；但若是全部生活重心都放在沉浸悲傷裡，就該主動關懷生活的實際面，當然找心理專業人員做悲傷治療也可以。

再說一次當初的承諾

在有限的生命裡，喚起彼此愛的能力，是我們共同的學習課題

熱戀時的誓言往往會隨著時間而淡忘，許多人婚後不久就處於「婚內失戀」的狀態，無法回應彼此的需求。但在心理腫瘤學的臨床經驗裡，比較容易看到珍惜彼此，如同婚姻誓言中「我願意陪你一輩子」般的場景，而這份結婚時信誓旦旦的諾言，若能再說一次，則可能像是施了魔法般，解開彼此心結。

故事中的男主角阿濱，個性耿直、男子氣概強烈，受到傳統家庭教育的影響，情緒上來也相當火爆。女主角小芸則是個單純就事論事的人，但同樣是受傳統文化思維的影響，認為女人就該為了孩子忍氣吞聲。

原本兩人的關係是小芸對阿濱失望透頂，半年前，小芸被診斷卵巢癌末期，吵架仍是不斷，夫妻倆翻舊帳的能力和許多夫妻一樣強韌，從綠豆大的事情爆發吵成大問題，如同每對親密關係都有各自的地雷點與自動化翻舊帳的機制，他們吵鬧的「盛況」大概會讓路人覺得兩人已無情份。

他們總是先在病房吵架後被轉介心理師，因為每次吵架後，小芸心情就會相當低落，所以主治醫師照會了我。到病房訪視了解情況後，聽小芸說著如何帶著失望心情面對這段十五年以上的婚姻，甚至說了一些情緒話語，「因為有了不愉快的婚姻，所以在高壓情緒下才罹癌的。」小芸甚至繼續當面質問阿濱，「你真的覺得罹癌跟心情沒有關係嗎？」

雖然目前研究上沒有出現足夠大量的訊息說明罹癌與情緒一定是正相關，但至少可以確定壓力的確會造成身心症狀，這類相關研究是有的，我內心這樣想著。

不過回頭來，她現在只是想要責怪先生帶來不幸，這個答案對她也不重要。當一個人內心想要發洩情緒時，這或許就是她當下唯一全心全意想做的事吧，給她空間先聽聽她說什麼，先傾聽再評估，先真正理解，才能用心理治療、專業助人。

生病時的小芸最討厭來醫院，每次來醫院治療時，就要重複一次責怪的模式，把婚姻中受的苦一次全部灌給阿濱，接著告訴我，「我這樣子也不讓讓我，還要一直跟我爭，那離婚好了。」這時，阿濱也會意氣用事地說，「好啊，離婚就離婚！」小芸聽到後，聲音顫抖著說，「心理師，妳看他這樣說，我不要繼續治療下去，死一死算了。」這樣的情況持續了兩個月，每當一照會，我就知道他們又吵架了。

直到有一次，我問，「什麼原因讓你們吵成這樣，還想要一直在一起？」阿濱想了很久，先開口了，「我感覺到自己很愛她，也願意陪她一起面對治療，而且不違反當初的承諾。當初的誓言，我願意再說一次。」我看向小芸，她眼淚滴滴答答掉了下來，「謝謝你沒有拋棄我。」看見他們互相告白，見證了這浪漫時刻，自從那次後，我已經不會因他們吵架而被病房照會了。

「坦白說，我也不知道為什麼，罹癌後，我們感情反而變好了，很多事情我也想得比較開了。其實我相當感謝他沒有拋棄我，這倒是有實現當初他跟我講的誓言。」那次之後，有發生什麼事情嗎？「每次跟你談完，回去我都想了很久，其實我也不知道自己還剩多久時間，畢竟末期了，我想他沒有拋棄我，實現當初結婚的誓言，過去的事就讓它過去吧，現在只想好好照顧孩子與專心治療，其它的似乎多想也沒有用了。」

阿濱再說一次的誓言：

「現在看妳身體這樣，我希望接下來的日子能好好對妳。我盡量賺錢，讓妳不要擔心醫療費用。」小芸很不好意思，又笑又哭說，「好啦，我原諒你了啦，不要再說了啦，這樣我會哭得很醜。」我微微笑如他們的見證人般，再次聽著這段給彼此的甜蜜誓言。他們先後輕喊我名字感謝我的幫忙，並異口同聲說，他們覺得好多了，可以好好相處而不感到痛苦了。

的確，對許多人來說，婚姻的樣貌可能就如同這對夫妻般，鎮日「吵吵鬧鬧」，往往得等到發生大事時，才懂得珍惜彼此，並在生命的最後時日裡，重新檢視相處關係，而這個有點吵鬧也有點可愛的故事也告訴我們，**在彼此無助時，夫妻間願意再次承諾彼此並細心陪伴，兩顆心將會更親密。**

身為見證他們誓言兩次的我，心裡祝福著他們。

．心理師的臨床筆記．

罹癌夫妻的共同課題

夫妻在共同面對罹癌這件事情時，雙方皆會有很大的壓力，尤其罹癌者心理尚在調適，彼此都需要內在有個「成熟的大人」的情緒狀態。原本的相處方式在此時需要檢視及調整，這樣的調整，一開始可能是困難的，建議互相邀請「我陪你解決問題，理解你的情緒，一起看如何配合彼此，對我們來說會比較好」，**安撫對方情緒並做出適當的界線，討論接下來的生活分配及分工會是更實際的做法**，如果重複循環的模式不良，也建議找心理相關專業人員婚姻諮商。

精神分析心理學家佛洛姆曾說，「愛的首要意義是給予，也就是一個人把他擁有物之中最珍貴——生命，給予出去，充裕他人，而給予本身就是極大的喜悅，意謂著使他人也成為給予者……**愛是一種喚起愛的能力**。」

當夫妻選擇共同面對罹癌這件事，在有限的生命裡，可以從給予中感受喜悅，喚起彼此愛的能力，是夫妻間共同的學習課題。

我甘願照顧你，但也需要喘息

我答應過會陪你走到最後，我就會做到，只是我也會累……

若非身在其中，外人相當難以理解身為一個照顧者會多麼疲憊，即使甘願照顧，但身心壓力卻是龐大無比，所以面對家人生病需要照顧，通常我會直接建議：讓主要照顧者適當休息，才能有最佳照顧品質。

一位爺爺因照顧奶奶而非常辛苦，兩人都近八十歲，爺爺體力也有限，每日來醫院都踏著沉重的步伐、眼睛滿是血絲，臨床照護人員看著這快被壓垮的背影心有不忍，於是照會心理師，期待能給爺爺情緒上的心理支持。

我去病房邀請爺爺一同前往會談室單獨聊聊，先是稍微關心一下爺爺身體的疲憊狀況，爺爺用外省腔調說，「當然累呀，但我願意照顧她呀，這是我應該照顧她的，而且她非常需要我，如果我不在旁邊，她會生氣的。雖然很有壓力，但這是我該做的事情，我也會盡力去做，我只要身體還行，我就會來。」

開全人醫療會議時，我知道奶奶的癌症病情在進展中了，從爺爺的口中得知奶奶即將離開會有焦慮、擔心、恐懼的情緒，爺爺說，「人到最後都是會離開的，只是可不可以好走而已，我心也痛，不過我們該走的還是要走的，這是該面對的事。」

我繼續聽著爺爺想表達的，「我都跟她說不要擔心後面的事情，她就是個性比較容易擔心，擔心孩子、擔心家裡。我也希望她能放下，讓她放心，這樣也走得比較平靜。」爺爺是家裡主要的照顧者，雖然疲憊，但爺爺是個重承諾與責任的人，爺爺說奶奶個性比較固執，所以一直想要活下去，不想放棄，爺爺說到這段時熱淚滿盈，「她都已經病成這樣，還對我說想活下去，我心裡真不好受。」

當看見自己的家人拚命地努力活著，但身體又每下愈況時，總是特別令人鼻酸。我試著理解爺爺怎麼抒發壓力，爺爺說，「哭呀！也就只能用哭的方法發洩，不然我怎麼辦啊，我來醫院時不會哭，但回家想起來都是難過的，哭一哭會好一點兒。來妳這邊也稍微抒發一下也好。」爺爺也說他沒有辦法睡好、吃不太下，雖然照顧得很辛苦，但奶奶堅持不要找看護照顧。

爺爺不到憂鬱症的程度，但也可說是身心俱疲了，但兩老的孩子們都在國外工作，「我也不想他們擔心或放下工作，他們已經有來看了，我知道我自己必須要撐著。」爺爺直接這樣告訴我。

其實，爺爺這時也不需要別人幫他想方法，我能做的就是在爺爺照顧奶奶時，做一些心理支持，讓爺爺稍微抒發他的壓力，也評估一下爺爺的悲傷調適的狀態。

幾次下來，爺爺跟我講了許多關於他們的故事，敘說著過去他倆一起面對的事情，一起分享對於一些事情的遺憾，兩老之間無話不談，年輕時與奶奶熱戀則是另一段浪漫的愛情故事。

爺爺常說，奶奶一直要爺爺跟她說話，「我就陪在她身旁呀，我也要休息的呀，可是她一直吵著要我陪她說話，我壓力大呀。」抱怨的背後總有愛的存在，而奶奶雖然沒有展現悲傷，但很依賴爺爺，我相信奶奶也知道自己即將要離開，**只是難以放下，所以想要努力。**

後來我決定跟奶奶談談，想了解奶奶掛在嘴巴上的求生意志，藏在話語後的真正原因，奶奶終於說出了內心深處的擔心，「我擔心自己隨時離開，而他卻不在身邊。」我讓奶奶知道，「也要適當地讓爺爺休息，爺爺才有力氣陪妳說說話，不然爺爺都睡不好了呢。」

後來，我才告訴爺爺，奶奶對自己身體狀況相當清楚，只是體力在下降，也明白自己不得不放下，對於孩子，奶奶其實不擔心，奶奶最擔心的是你，也擔心自己隨時離開，沒你在身旁。這也是奶奶在離開前想跟爺爺多說說話的原因吧。

這次會談後，爺爺就沒有再抱怨奶奶給他壓力，「**我還是會盡力陪她走完最後的日子。**」不過由於爺爺家中沒有人輪流照顧，所以我跟奶奶溝通後，一周至少讓爺爺在家休息一日，一日由看護照顧，一日讓爺爺來醫院陪伴奶奶說說話，奶奶答應了，這才稍微緩和爺爺的照護壓力。

爺爺說，「我休息一日就好，這樣有比較不那樣累了，我也會繼續陪她說說話的，我答應過會陪她走到最後，我就會做到。」

・心理師的臨床筆記・

照顧者疲憊

再健康的照顧者，面對長期照顧，都會感到疲憊的，不要輕易地指責照顧者，因照顧者本身已感到壓力，而是彼此提醒同一家人要互相理解。

當家人面對的是長期照顧，會有角色的變動與任務重新分配，比方：婆婆罹癌，由媳婦辭職工作成為主要照顧者；父親罹癌，由某個孩子成為主要照顧者，而需要暫停工作；母親罹癌，由父親主要照顧，則父親可能要同時面對工作及照顧的平衡，這時會建議家人間彼此溝通與討論：協商輪流照顧的時間、有沒有可能請看護，或是進一步接受喘息服務照顧，這些都可向院內的社工師（員）詢問相關資源或建議。

想幫孩子梳頭髮到長大的母親

持續每日早晨幫妳梳洗的日常，是我最後的心願

「我只要一想到女兒才十二歲，不知道可以幫她梳頭髮到什麼時候，心裡就會抽痛、非常難過。」這是身為一位母親最大的心願——親眼看著兒女健康長大。然而，癌症第四期讓她不得不做出最壞的打算。

病房訪視諮商也是提升腫瘤病人心理照護的一種方式，尤其對於住院化學治療的病人來說，了解化療副作用對心理的影響相當重要。

「心理師，妳來了阿。」文玲輕輕微身坐起，談話的五十分鐘裡，她因化學治療反應邊拿著塑膠袋邊乾嘔邊跟我會談，「妳若想要休息沒有關係，不需要硬跟我會談

的」，看到這樣的景象，相當心疼。不過，她還是堅持起身會談。

一位沒有遺傳疾病、飲食也算正常的女性被診斷大腸癌第四期，從一開始診斷時，她知道有心理師的服務，就主動預約心理會談，文玲說她難以接受才四十五歲就罹癌，痛苦哽咽著說她對生命還有許多不甘心、也開始回想幾百次到底過去飲食習慣出了什麼問題會導致大腸癌。

三個月後，文玲認識其它病友，明白這樣繼續想下去是沒有意義的，所以想要跟我會談，期待我可以幫助她調適這段日子。會談雖然需要目標，但她也需要宣洩積壓的情緒。

「心理師，妳知道嗎，我真的很想放棄，我真的做不下去治療了，一直打化療不知道要打到什麼時候，我打到好累喔。」啜泣聲中她繼續說，「前幾天我帶女兒去看《我的少女時代》，我們看得好開心喔，我女兒笑成那個樣子有夠誇張的，我也跟著開心起來，可是想到我的女兒才十二歲，我不知道可以幫她梳頭髮到什麼時候，一想到這心裡就會抽痛、非常難過。」一段話裡又是哭又是笑的，但我想這就是身為一位母親最大的心願——親眼看著兒女健康長大，然而，癌症第四期讓她不得不做出最壞的打算。

我傾聽，讓她流動一些情緒，這也是人的心理需求，在無助時需要一個對象能放心地盡情述說。文玲說過她不能在家人面前哭泣，因為家人一直叫她不要哭給孩子看，但我理解她所承受的苦，是生命受到威脅時的未知恐懼，看著親愛的人當然知道該珍惜當下，同時也明白生命就是如此，抗拒也沒有用，那種情緒是很複雜的，而**人的情緒往往需要被理解或被聽見後才能進一步探索更多，自我調適的力量才會慢慢釋出**。

我跟她說，妳繼續說女兒的部分，我會聽，不用擔心花我的時間。

「我一被診斷就第四期，說真的活到什麼時候我自己都不知道，只知道醫師來叫我打化療我就乖乖配合，妳也知道我是很配合的病人吧，很愛看癌指數上升還是下降……現在我每天都很努力把握早起陪女兒梳洗準備上學的時刻，她喜歡我幫她梳頭髮，我就幫她梳，她很乖知道我生病，盡量不讓我擔心，功課也都會自己寫完，但我真的是放心不下她。」

接著她又說，「妳知道嗎，我真的覺得我算是很年輕，為什麼是我？看別人四十多歲的身體都很健康，到現在治療一年了，也還是很難相信這件事發生在我身上。想到以後不能幫女兒梳頭，甚至我可能活不到她出嫁的時候，無法參與她的未來，我就很自責，覺得自己不是個好媽媽。」

我告訴她，「其實妳也很清楚妳很盡力做個好母親，但儘管如此腦子還是一直想到

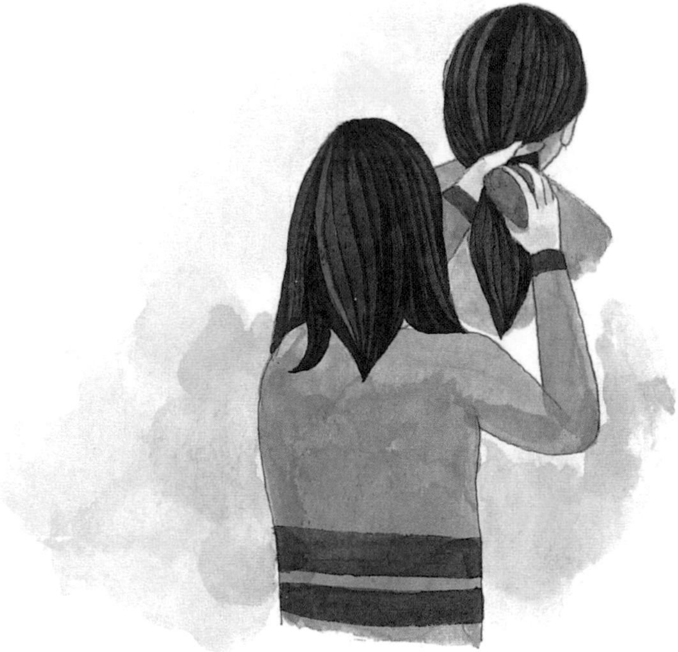

死亡可能即將到來，這讓妳很不能接受。」

「是阿，真的很難以接受可能要死亡這件事情。我已經很努力把握跟家人的相處時光，不過我還是放心不下，可能是因為我覺得我先生比較不會照顧吧。他個性木訥，比較不會回應女兒的需求，所以我覺得女兒若沒有媽媽照顧，未來可能會很糟糕。」

「我可理解妳覺得不能參與女兒的未來會感到遺憾，尤其聽到妳說不能幫她梳頭髮就令我鼻酸。但，我多次聽到妳似乎也擔心先生沒有能力照顧好女兒？這點妳一直沒有告訴家人嗎？」文玲想了想說，「謝謝妳讓我知道也要跟先生討論這部分，其實我自己也要調整跟先生的溝通狀況。」

「若妳想要試試看，這也很好啊，至少我聽到一件事情：妳現在自己心裡現在的目標是珍惜妳與女兒、其它家庭成員相處的時間，而且我覺得這部分妳會越做越好。」我鼓勵著她。

我也關心她的身體狀況，特別是化學治療的嘔吐反應，「其實也習慣了，雖然吐的時候真的會不舒服，但熬一下就過去了。謝謝妳來跟我談，下次也一樣，我來打化療時，妳來嗎？」

「是阿，一樣下次打化學治療住院時，我會到。」這是與文玲的約定，她曾提到治療副作用所引發的痛苦，說自己是個焦慮的人，不想在家人前展現這麼多的難過，這些情緒唯有在我面前才能放心展現。**唯有陪伴著她一一去解開焦慮背後的原因、專注她想做的，她才能拿回一點生活的控制感。**

・心理師的臨床筆記・

最佳陪伴態度

如何陪伴罹癌的人，這是常常被問的問題。癌症這個疾病特性的確會考驗人面對「未知」的心理素質，但畢竟我們只是凡人，打化療的痛苦、好不容易才能忍受相關副作用，誰能不孤單、不挫折？

許多人聽到親友罹癌，除了感到對生命威脅之外，也會開始關注與病人的關係，常常親友不知道該怎麼辦，其實只要**理解治療這條路很辛苦、很孤單，採取陪伴方式，就是最佳的態度**。

臨床常聽到家屬對病人說，「唉呦，你不要想太多」，其實不見得會有預期中的安慰效果。也有文獻指出，罹癌期別即使是初期也是有焦慮困擾的，所以建議家人陪伴時盡量別說，「因為你不是末期，所以不用擔心」，這些話語可能會讓病人覺得未被理解，而影響陪伴品質。

退役的無敵鐵金剛

我一輩子都在為家人付出，現在我也該為自己付出了

許多個案在心理諮商後，尤其是女性，常會有種特別的現象——不斷地投入藝術創作，也許是畫作、音樂或其它，並發展出對生命的熱愛。我也難以敘述起因，也許是潛意識開啟後，與真實的自我相遇，進而更喜愛自己。

有位癌症女性病人，我見證了她對生命熱愛，用源源不絕的創造力與生命力展現，不過她在一開始來會談時，是帶著精神科醫師所診斷的憂鬱症證明的。

阿蕙是一位約五十歲的女性，罹患卵巢癌第二期時來找我，她一臉悶悶不樂，而且已經長達一年左右，以前還會固定與兒女年度出遊，後來也沒有什麼興趣，在一樓庭院

前種的那些花草，現在也都不太想照顧它們了。

幾乎前半年都在思考「為何我得了這個疾病」，我看著她、理解她的無力感與對生命的疲倦感，而她反覆嘆氣說，「醫師說我得了憂鬱症。」蒐集資料後，發現她過去是沒有任何身心科疾病史的，這次罹癌而反覆入院的治療及其副作用，讓她有種身心沒力氣的感覺，這一部分來自她**重複的認知**，就好像我們有時候也會鑽牛角尖一樣，會不斷回想過去、不斷地想，想到時間也過了，然後身心也累了、倦了。

阿蕙擁有一個美好幸福的家庭，氣氛和樂融融，沒有經濟壓力，孩子成熟孝順，更棒的是有個好丈夫很照顧她的情緒。不過人處於其中，往往很難看清身旁的資源或情感支持，而是一直鑽、一直鑽，對生命不滿的狀態就會慢慢浮現，但卻找不到原因，雖然心裡會想「不要再這樣下去了」，但還是有淡淡的哀傷在心中的角落發芽。

「發生了什麼事情呢？罹癌後，妳變得與過去截然不同。」我好奇地問她，試著多了解她一些。「我也說不出個所以然耶，總之我覺得過得不快樂，雖然身旁的人都叫我不要想太多，但還是沒辦法……我罹癌後，發現什麼都不對了，也覺得自己很沒有用，家裡以前很依賴我的，現在反過來，好像我是他們的負擔一樣。」

我同理她的心情，原來一部分是因為喪失了對自己原有的認同，這也難怪，畢竟生活產生這樣大的改變，以前是「**無敵鐵金剛**」的家庭照顧者，現在卻反過來「被照顧」，對於這樣的家庭角色對調相當不習慣。

在中年的女性個案中，這是滿常見的心理困境，她們善於付出，一生都在為家人努力，但治療期間無法像過去那樣照顧他人，出現「我沒有用了」的感受，懷疑自己現階段存在的意義，加上身體疲憊也提不起勁做家事，內在會有蠻大的失落感，那是種生命中的定位游移了、難以言語的感受，足以讓她們心性轉變。

處理阿蕙的心理工作，除了談話，有時也會**應用藝術治療，讓她能透過視覺心像，更了解自己的內在狀態**。每次與她會談，給她一張全開的白紙及粉臘筆、彩色筆、色鉛筆，讓她自由運用媒材發揮。她一開始不知道怎麼畫，告訴她創作是沒有評價的，可以安心創作，她開始會期待每次的會談。她的畫作裡總有與大自然連結的象徵意義，有次是繽紛的花葉覆蓋住她的雙臉，「身體被大自然療癒的狀態」是她的註解。

她回家後也會創作，並主動跟我分享她的作品，甚至還會為了創作，請先生帶她去戶外走走，吸取靈感來源。這樣的心靈感受讓她相當滿足，「我好像與大自然融合在一起了，不過也同時有感於人類的渺小」，這是她認知的擴充方法，不再侷限，心裡變得比較有空間，不再只有滿滿的失落。

我看見了阿蕙在創作中，慢慢地療癒一直以來的失落感，對疾病也漸漸能理解接納。後來的她，在會談室裡的笑容增加了許多，在半年後的心理諮商以及定期回身心科門診，憂鬱症狀也都沒有了。

最美的藝術作品，不論是建築、畫作、歌劇，都有個很重要的共同特色——空間，**把心比喻成一個藝術作品來檢視存在的價值，會發現心也需要「空間」這個元素。**

有次阿蕙回門診做癌症追蹤時，分享她參加基金會手繪創作的比賽，說的時候臉上神采奕奕，掛著滿滿喜悅的笑容，而在我的心裡見證到她這段歷程的成長與轉變，也由衷替她開心。

・心理師的臨床筆記・

「心」的自我照顧

在疾病治療期間，可能隨著罹癌的心理壓力及合併其它壓力而罹患憂鬱症，了解心理衛教知識，可協助在罹癌期間做好「心」的自我照顧。

憂鬱症（depressive disorder）可能會有以下症狀：

- **持續悲傷**：可能感到低落、悲傷、或是空虛，可能總是在哭泣，也可能感到麻木，既不高興也不悲傷。
- **易怒**：容易被激怒，以往從不會困擾你的事物，現在卻會讓你生氣。
- **焦慮**：異常的神經質、擔心，可能會感到坐立不安感、腸胃不適。
- **對生活失去興趣和喜樂感**：失去以往能夠覺得享受的事物，以前有興趣的事情也都沒有興趣了。
- **忽視個人責任或是自我照顧**：以往在家事、工作、或是學校的活動上總是反應迅速，現在工作效率降低，也可能會忽視個人衛生習慣。

- **飲食習慣改變**：可能會不覺得飢餓，而在不經意中變瘦，也可能過量進食。
- **睡眠習慣改變**：可能會在夜晚入睡困難、頻繁地醒來、或是在清早醒來卻無法再度入睡。也有可能嗜睡，一整日都在睡覺。
- **疲累及失去活力**：總是覺得疲累，活力很低。身體動作及說話速度變慢。
- **專注力、持續力及記憶力降低**：無法集中精神、持續專心致志於工作、學校或是家裡的事情。
- **極端的情緒改變**：可能會經歷情緒的劇烈擺盪，在短期內從喜悅變成絕望。
- **持續的負向思考**：可能會變得悲觀、低自尊、並且不相信事情會改善。像是「我是不好的」這樣的句子會經常出現在腦海中。
- **無助感**：覺得無法控制自己的牛活。容易感到壓力，就算是簡單的事情也變得更依賴別人。
- **無望感**：開始對生命是否值得繼續存活感到疑惑。
- **無價值感或罪惡感**：覺得自己比不上身邊的人，這會使得你開始遠離別人。
- **增加酒精和藥物的使用**：可能會使用酒精、處方藥、或是非法藥物，來嘗試幫自己從憂鬱症狀中解脫。

・**自殺念頭**：可能會希望自己已經死去，抱有「如果我可以睡下去而不要醒來，對我的家人會比較好」這樣的想法，甚至會有實際的自殺行為。

以下也推薦《小鬱亂入》的網址，可以線上初步檢測：depressytrouble.tw

放下不完美的人生

病後，我才學會享受生活的平淡與靈魂平靜的滋味

在心理學辭典裡，並沒有定義「放下」這兩字，但卻是好多人在面臨一些痛苦的狀況時，想要達到的一種心理狀態，若真的想要那種放下的坦然感受，則必須有一些深刻的體悟。

幾次在外面演講完關於心理健康主題的類似課程時，最後會開放時間給學員提問，有次就被問倒了，「心理師，你要怎麼教人放下？」坦白說，我只能略從這個問題裡，揣測提問者遇到了哪些困境，而這樣大的提問，一時之間也難以回應，演講結束後我開始思考「放下」的心理意涵。

談到**「放下」**這兩個智慧用詞，讓我憶起了一位個案。

王太太告訴我，罹癌後她真正學會了「放下」，她放下的是責任、放下的是對於治療結果欣然接受的狀態，坦然告訴我她現在好像才開始真正為自己活著，不過這些體悟，都是花了一番時間和掙扎才慢慢調適過來的。

她六十五歲左右，已經治療大腸癌將近一年的時間，當時發現時已是晚期，不過她總是很配合醫師，並對疾病復原充滿希望，對她而言，現在能選擇的就是配合治療，然後在生活中練練氣功調節身體。

因治療效果預後不佳，所以主治醫師請她預約心理諮商。她總是客客氣氣來到我的會談室，醫囑性相當高，每次也很開心見到我。

「心理師，其實我不太好意思講自己的事情，也不知道怎麼表達，不過，我每次都很擔心治療的結果，整個心裡很不安的感覺，有時很焦慮，有時又還好。」有時會覺得自己好像調整好了，有時則又因為看見了什麼訊息而心情掉到擔心與焦慮之間，來回擺盪的心理狀態是常見狀況，是病人在找尋情緒平衡的心理工作。

繼續探索她的感覺，也直接地問，「還有擔心什麼事情嗎？」接著她說了一段話，讓我更明白她真正的擔心，「一直以來我是個以家為重的人，只想守著這個家，希望家裡的人平安，但我治療一年多來，家裡原本該做的事情突然都不用我做了。媳婦不讓我煮飯了、兒子也叫我什麼都不要做，接著我就開始亂想，然後睡不著，我會覺得那些事情不是應該我來做嗎？」

後來，王太太常常講她的擔心，幾次會談間，主題都圍繞著擔心家務沒有做完、擔心住院照護的家人睡不好、擔心等等入診間沒有跟醫師說清楚自己的狀況……大大小小的擔心、繁瑣的事宜，全部都記在腦海裡，事前會預習、每晚睡前還會複習。而她特別交代不要跟家人說這些狀況，怕家人更擔心，所以我成為她最安心的傾聽者。

一般而言，若有明確身心症狀困擾的，或許還能使用一些心理治療方法，然而，癌症**病人原本心理可能是健康的，因罹癌壓力才造成心理衝擊，此時該採取的倒非心理治療取向，而是發揮人文素養與心理晤談的應用技巧**。畢竟，誰想得癌症、誰又想被定義為心理有狀況的人？如果有類似狀況，可以找心理相關專業人員，如身心科、心理師、社工師協助，這可能是一場讓你自己與生命深度的對話。

有次，會談的內容有些不同了，話語不再繞著擔心與焦慮，王太太語重心長地說，「最近我一個人一直在想，我覺得我想要放下一些事情了，其實我感受到我的體力慢慢變差，而且我也認真準備好面對死亡這件事情，很多事情也就還給孩子、丈夫去做，真的也放下了。」

「你有跟他們討論這件事情嗎？」我想多想了解他們的互動。

「我有開始跟丈夫討論這件事情，後事也都交代好了，其實這樣子我已經心滿意足了，雖然家裡還是有些事情讓我擔心，不過儘管這一生有美中不足的地方，但是我這輩子也都有好好守護這個家，**沒有人的人生是十全十美的，我已經開始學習放下了。原來，放下真的有比較輕鬆。**」

記得她敘述那種放下的感受，像是決定性時刻，決定不再扛著責任，也決定把許多事情回歸自然而然的狀態，心中的大石頭放下了，一切也不用刻意去煩惱了。她因深刻體悟到「人生沒有十全十美」的心靈狀態，而得以放下許多擔心，這是她對自己的心靈療癒。

我想那個放下的決定對她而言是困難的，但她很有智慧地與我分享她的感受，「真的一切順其自然，我也該過我自己的日子，如果身體真的沒有辦法了也沒有關係，因為這不是我能決定的；能決定的就回到一般的生活。」

雖然她現在身體已經逐漸失去力氣，但對於生命的態度依然不變，放下了執著於治療的結果，也不想把自己限制住，現在對她認為最有意義的事就是陪伴家人，偶爾也發發呆、做做自己想做的事情：提起書法來練習幾個字、修剪自己養的花草，感覺內心的平靜。

看見她從一開始過度焦慮要求，到慢慢地比較能釋放扛在身上的壓力，雖然焦慮感偶爾還是有，但是她已經釋懷很多了，可以看得出來她現在正在享受著生活的平淡與靈魂平靜的滋味。

・心理師的臨床筆記・

學習放下：辨識生命中的「應該」

「放下」可能是一個需要「作決定」的心理歷程，一開始會感到很困難，但不只是你，許多人也都是花了一些力氣調整的。

放下，並不是什麼是都不做，在臨床服務工作中，看見許多人的放下，是放下「自己應該要如何」、「這世界應該要如何」、「關係中應該要如何」，也可能是你正覺得治療結果不如預期「一直努力付出怎麼沒有成果，不是應該有些成果嗎？」，**放下的第一步，需要辨識出你認知中所有「你認為的應該」以及覺察你的生命價值觀**，就像故事裡的主角體會到人生難以十全十美，這是生命本質的一部份，當然這些辨識的練習需要時間來學習，學成了，就會得到心靈上的自由，才有不同的視野去面對生活上的各種遭遇。

拍張全家福吧！

我不想被遺忘，請讓我在最後的時間裡修復冰冷的家庭關係

這是個假設性的問題，「若有日被診斷出癌症並無法再做治療下去，那麼在這段有限珍貴的時間內，你會做些什麼？」也許你想了想之後，會說要珍惜所有、要把握最後的機會，但是在臨床工作中常常看見病人對此不知所措，然後有些人選擇用絕望態度回應。

哲宇罹患肝癌末期，約三十六歲，因肝腫瘤較大，所以發現時已無法進一步治療，最終被告知最壞消息。主治醫師擔心他的心理調適，安排了心理師的病床會談。

一開始哲宇無奈地表示，面對死亡的打擊，一點都不想多說，診間滿是沉默，我對

這樣的選擇表達尊重與理解。若個案真的只想要安靜不想述說，我認為做自殺評估後關注心理衛生即可，不見得要談論到生命議題、存在意義的價值，尊重他的心理選擇。

因此，前兩次會談他都是用被動句，什麼都不太說，甚至想要暫停會談，按照前面所說的，我自然是尊重他。不過第三次會談時，他開始說多一些話了，他說：「我現在自己一個人，沒有妻小，是沒有什麼好牽掛的，但與原生家人的關係一直很冰冷，這點可能會有點遺憾吧！我也覺得自己不孝，讓白髮人送黑髮人的感覺」，最後語重心長地說，「現在我的身體就是這樣了，人生也無法重來。」說這話的時候，他是看著天花板說的，帶著絕望。

為了理解哲宇的疾病病程，再決定何時要再病房訪視，我問主治醫師他的身體情況如何？會這樣問不是沒原因的，曾經有幾次的經驗，一些癌症末期病人每況愈下時，轉介給我不到一周就離開這個世界了。

主治醫師搖搖頭告訴我，病程進展相當快速，請我快點關心他的心理、心靈需求。醫師這樣說，通常代表剩下的生命時間不超過一個月。這只是個平均值，沒有人說得準，唯一可以確定的是我在跟一個時間非常有限的人會談，他的僅存時間對我而言也很珍貴。

去他的病房探望，他又是在看天花板的模樣。我問他對自己疾病有多少了解，他回答我醫師溫柔間接地說了他身體的狀況，但他心底是明白時日不多了。

從被診斷到現在這樣，從一開始的希望到最後的絕望，前後也不過才一年的時間。在這一年裡，我是最後這段時間才接受到他的照會，坦白說，在時間壓力下，真的需要直接談，因此我問他，「有什麼可以幫幫你的？」這問題拋出後，他終於願意好好思考這件事情，「跟家人多相處吧。」

在病房裡，總可以看見哲宇父母親在病床旁輪流陪伴，但也多是跟醫療人員客氣點頭，少與他有互動。有次，我主動找了哲宇雙親會談，父親說，「我也只有這個兒子，現在遇到了也只能接受，能讓他不要有痛苦就好。」看見爸爸眼底的哀傷，什麼也不能做的樣子，明白了這對父子平日的相處習慣沉默以對，在這樣的氣氛底下，他們雙方都為此感到無奈。

哲宇說想要跟父親好好道別，他覺得自己很不孝。我第一次看見他流下眼淚，是當他憶起兒時與父親的親暱，當時他們父子關係是很近的，但隨著哲宇到外地工作比較少回家，也埋首於賺錢，不然就是把專注力放在感情上，最終身體出狀況，感情也失敗……哲宇一直自責著，成年離家後沒有多照顧家裡。

我鼓勵他多跟父親談談，他問我該如何起頭？我給了他一些建議，比方說，從自己病情開始談起，主動說些自己的心願。哲宇的父母親主動提到想拍一幅全家福，他也想完成父母的心願，至少有個他存在過的紀念。透過安寧團隊的護理師協助，找到一家還不錯的攝影棚，幫他與家人在這珍貴的時間裡留影合照。

護理師說，哲宇在攝影休息時間崩潰大哭，全家都哭了，只有回到鏡頭前才強忍住淚水、強顏歡笑著……護理師轉述時回憶畫面時，眼眶裡也泛著淚。

全家福合照沖洗出來後，哲宇拿著那些照片與我分享，告訴我他已經跟父母親表達感謝之恩，很抱歉讓白髮人送黑髮人，也把一些後事的狀況都交代好了。他說，他已經**在這有限的時間裡，把想表達的都與家人表達了**，包括當日在攝影棚潰堤，所有不捨家人的感受都湧上心頭，而家人也說最近會多來看他。

在最後珍貴的時間，他選擇做了珍貴的事情。當他發現最掛心的事情是家人後，選擇的是與家人更貼近，不想被家人遺忘。他曾問我，「心理師，妳知道死亡後的世界是什麼樣嗎？」坦白說，我不清楚，這題真的考倒我了。

我反問他，「你想像中的死亡世界是什麼樣？怎麼會想問這個問題？」他說就是想討論，好奇死亡後的世界，像這樣講出來好像比較不恐怖，我們在輕鬆的會談中討論這

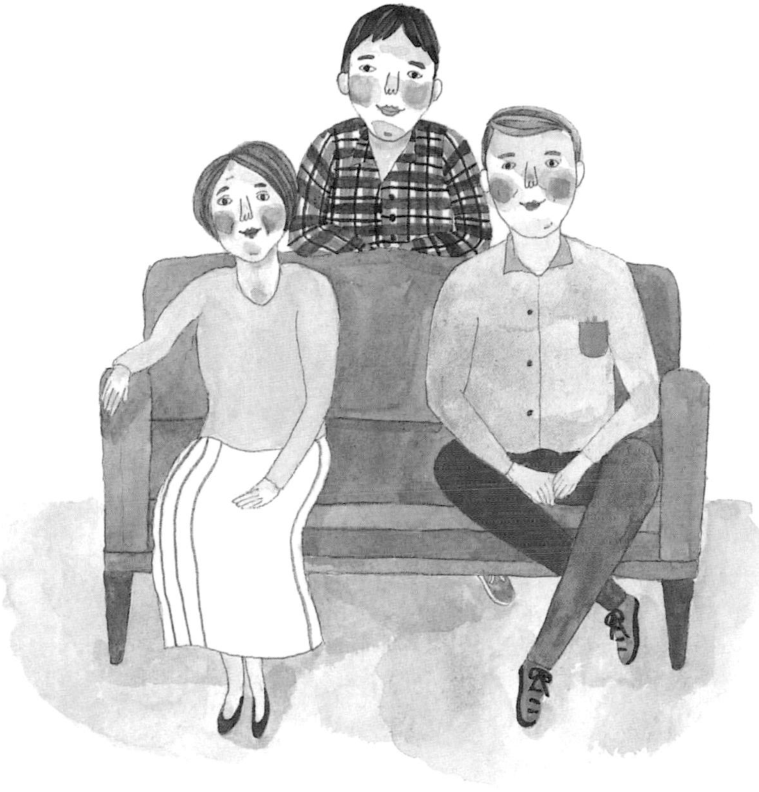

個話題，雖然明知道不會有結論，但是單純地陪伴談天也挺好的。

而他也在這次會談的兩周後平靜地離開了。

2018 年上映的《可可夜總會》，以亡靈節為主題概念討論死後的世界，認為亡者在亡靈節的時候，若能被世人憶起，就可以回到世間一趟，但若沒有人想起，就無法回來與家人相聚。看完這部電影，我想到了哲宇，如果那時候來得及，我會與他分享有一個這樣機制的亡靈世界。

・心理師的臨床筆記・

「限時感」下的積極思考

如果病程逐漸進展，可能會有一種「限時感」，這時我會建議積極思考以下問題：

- 在珍貴的時間裡，有沒有想要特別做的事情，是可以獨立完成，還是有其它資源可以協助？
- 在最後這段時間裡，有沒有想要修復的關係？
- 最後比較嚴肅但重要的是，也請思考關於生命尊嚴的事情，比方《安寧緩和醫療條例》中的拒絕心肺復甦術（簽署DNR與否）。

優雅地活著，好好地告別

雖然很不捨，但仍想要好好地告別，因為家人是我一直守護著的

在癌症病房這個場域裡工作，有許多機會看見許多生命的失落，包含失去健康的身體、失去家人或重要他人、失去了原本的價值認同，看見一連串的失落，就會明白生命難以完美，在這樣生命本質的缺憾中，唯有「關係中的愛」讓我們覺得生命是有意義。

幾年前，一位將近四十歲的姍姍，被診斷腎臟癌的末期，她是家裡最小的女兒，自認為從小就是家裡最聽話，但也是最累的那個，總得忙著照顧父母的情緒，從來沒有自己的生活。

姍姍沒有所謂的知己好友，也沒有伴侶，在心理需求上無人傾訴，這幾年是藉由不

斷賺錢來彌補心裡的空缺。在她這樣說的同時，我心裡想的是——這不也正是許多人的寫照？

她是位頗追求品味的女性，有著奧黛莉赫本的高雅，帶有女人味及一點性格的特質，尤其喜歡黑色，每次來會談室都把每套黑色衣服詮釋得很好，「我每天都喜歡把自己打扮得漂漂亮亮的。連假髮都要選品質好的，這樣我比較能感覺到內在的滿足。而且我是有能力才買的。」她眼神堅定地告訴我，這對她而言似乎是很重要的事情。

有次她談到「活著的意義」，她覺得活著本身就很辛苦了，還要承受這種辛苦，尤其是她剛診斷出來半年後，她的母親也被診斷出癌症末期時，她覺得這是老天爺的考驗，心裡常常浮現「我想就這樣子離開」的想法……這的確是人在極大痛苦中，腦海會不斷重複的念頭，到最後連活著的意義是什麼也不重要了，不是嗎？

「也許剩下的是，為了家人活著吧。」姍姍側著頭嘆了口氣，感嘆地說。這樣的對話，對我雖不陌生，但覺得繼續陪她探索存在的意義尤其重要，如同陪著她在黑暗內心中找到一絲光明與希望曙光。

連續兩次會談陪她繞著「活著的意義與價值」，當然除了理解她承受母親罹癌的痛苦，也陪她探索她自身更深的內在，「心理師我告訴妳喲，自己說起來是有點不好意思，但我其實很懂生活，我很會烹飪、打扮，追求美的自己。」姍姍這樣說時，我完全認同，她那雙眼睛所透露的自信與全身散發出的優雅便是如此，我也很少看到個案罹癌後，把頭髮整理得那般美。

說也特別，**「頭髮」在分析心理學裡，是梳理思緒的象徵**，就像姍姍也喜歡藉由會談一邊整理她的思緒一樣，漸漸地，透過一次又一次的會談抒發，我看見她的表情上多了些笑容。

我在會談中發現她的真、善、美，這些人性中美好的一面，把這樣的結果回饋給她時，她說，「其實我的生命意義就是追求真、善、美吧，財也都賺夠了，該享受的在前半生也都享受了，我想接下來就好好跟家人道別吧，我覺得自己準備好了，也把遺囑立好了。**雖然很不捨家人，但仍想要好好地告別，因為家人是我一直守護著的。**」

問她想要怎麼樣的告別方式？她說她只想家人都同時找來，然後清楚地說明她自己的遺囑、意願。因此，在家人的團聚下，由我及另外一位醫師當主要見證者，唸了她的遺囑及表達意願：

「親愛的家人，我想了很久，我只要平凡的喪禮就好，不需要盛大。財產如答應你們的那樣已經分配清楚，重要的是家人能互相協助。」

「我離開後，希望能跟媽媽葬身的地點一樣，最重要的是別忘記：這輩子我很愛這個家。」

隔日，姍姍也準備了向我告別的方式，親自跑到會談室找我，「謝謝你，心理師，我相信我們彼此都不會忘記。」我微笑點點頭，眼眶含著淚水看著她，她拿出一組歐洲名牌護手霜組合送給我，「接下來我要回家休養一陣子了，這可能是最後一次見面了，謝謝妳。」兩個月後聽聞她平靜地離開了這個世界。

那天，我想起兩個月前在她病房那一個小時的告別，見證了整個家的凝聚。

・心理師的臨床筆記・

關於好好地告別

親愛的，當發現疾病不斷地進展，或許不斷接受這個壞消息的你，讓你有了死亡的心理準備，也進一步在思考該如何準備遺囑、或是如何告別這件實際的事。

在我的臨床經驗中，有些人選擇不刻意告別，擔心家人無法承受，但多數人的選擇仍是向重要的家人作最後的告別。這件事情一開始的確難以啟齒，尤其你擔心「與家人道別，似乎讓家人更難受」的心情，但在臨床經驗裡，通常有愛的家人面對「什麼都沒有交代、沒有說」的狀況，會更不知所措，因不知你的心願是否完成，會有「想為你多做些什麼」的心情。

我鼓勵你整理思緒，想想是否要告別這件事情，若最終決定想好好向家人告別，也許是寫信、拍紀錄片、直接親口說，不論用什麼樣的方式告別，相信對你及家人而言，這最後的告別，都是既珍貴及永恆難忘的時刻。

我作了一個甜夢

從夢裡到現實，從甜美到殘酷，最終慢慢明白生命是為自己痛快活著

夢境在心理治療領域，始終是個有趣的素材。有些厲害的心理分析專家擅長解夢，但我的觀點是，對於面對死亡威脅的人來說，夢境更凸顯象徵意義的重要性，有時作夢者的詮釋更為關鍵。

一位中年婦人，突然預約心理會談。我一如往常地問，「有什麼是可以幫助妳的嗎？」她說，「心理師，我作了一個夢，想問問妳。這夢真的很詭異。」

在心理研究的領域中，夢是很好的素材，我也曾參加許多解夢工作坊的訓練如Monte Ullman's Group，見證許多作夢者（Dreamer）透過夢療癒自己、分析自己。

「不知道妳相不相信，我夢見我抗癌成功了。」阿蘭很疑惑地告訴我這個訊息。但就醫療上的事實呈現，阿蘭已經是乳癌第四期，目前雖然沒有出現困擾的身體症狀，不過對於未來的疾病進展，多少也有了最壞的心理打算。

根據我的經驗，夢見抗癌成功可能是心理上的期待，也可能是補償作用，這個並沒有一定如何的確切解釋法，唯一確定的是，**夢可以是一種探索心理內在的素材，而作夢者如何解釋這個夢境最為重要。**

阿蘭形容自己總是很堅強，非常開朗，對孩子、丈夫，或其它身旁的人而言，就像是個千面女郎，扮演好各種人生角色，有個幸福美滿的家庭，同時也是事業有成的商場女性。今年五十五歲，存了不少錢，原本打算提早退休，沒想到罹癌了，「很可惜，有錢沒有命花。我別墅都買好、房子也都選好了……」

她的開朗，有時候是隱藏在脆弱之後，「偷偷告訴妳，對於別人來說，絕對不會有人看出我心中的苦，但我心裡其實知道接下來自己沒有辦法掌握住生命，這點我很確定。我非常累……」她帶著一個夢境來找我，但從她的生活經驗中，我發現有許多現實議題需要解決。

她說這個夢，讓她想要努力試試，看病情能否獲得控制。這個夢境對她而言就如同願望一樣。讓她暢談之後，她比較信任我了，接著她說了一個沒有對別人說過的秘密：「其實我覺得我丈夫之前陸續有許多外遇，但是我都隱忍，我很給丈夫面子的。但一直這樣其實很累，因為我們夫妻倆是保險業務，所以需要呈現出美好的夫妻形象。」

「我生病後，他改了很多了、也向我懺悔。」她在說這段的時候，活脫像是個資深女演員，但仍隱藏不住眼神裡的失落。接著我又繼續陪她、聽她說，我想維持一個堅強表象多年，心應該非常疲憊，讓她一吐為快，才是她現在的心理需求。

接著阿蘭又深入講了一段故事，以前她很在意先生外遇，如何吃醋、如何睜一隻眼、閉一隻眼，得過且過的過往，當時為了孩子及整個家庭所以隱忍著……當她想到現在存到錢可以退休享福的時候，卻被診斷出第四期，想像著未來丈夫會跟另一個女人享受人生，心裡有許多不甘。

我繼續專注聽著她想告訴我的。「也許我的夢境是想告訴我，回到現實裡吧，說的還不只有罹癌的這件事情。」她自己這樣詮釋著。聽到這兒，我的眼睛亮了起來，也許她的夢境正保護她，帶領她到心靈深處，不要再欺騙自己。

想進一步地了解她的故事及生活裡的現實。「先生年輕時有過幾段外遇，但不知道為什麼，現在我生病了，他也願意來陪我，外面的關係可能也斷了，我也不知道，最近他是對我很好，我猜他對我也有愧疚。但算了吧，我**現在只想把焦點放在自己的身上，好好過活最重要，不想再浪費時間在無意義的事上了**，也許我的時間並不多。」

她的口吻及眼神帶著決心，想要進一步規劃生活，「我當然要替自己好好活著，過去的我，實在把自己悶壞了，我不要再這樣過了。我也計畫好要去歐洲旅行，孩子們也都支持我。」

「我聽見了妳內在真正的聲音。」我對她這樣說著。邊聽故事邊心理評估是我的工作，接著問她一些睡眠及日常的狀況，那些都不造成她的困擾。

她看了看時鐘，已一小時，「時間也差不多了，我就不耽誤妳的時間了。謝謝妳，跟妳說話很痛快，很久沒有跟人談這麼多自己的事，非常爽快。」我微笑點點頭說，「謝謝妳願意告訴我。」

正當她要起身收拾出去會談室前，我邀請她，「下次又作夢想找人談再來找我吧！」「嗯，有需要一定還會找妳的，我真的很會作夢呢。」她微笑說著帶上上門。與她的這次會談，不禁讓我聯想到幾位類似經驗的個案，當開始思考人生盡頭時，最終慢慢會明白生命還是該為自己好好痛快活著、呼吸著。

・心理師的臨床筆記・

照護自己的「夢筆記」

有些人喜歡談夢，談夢時總特別投入。

在歐曼心埋團體受訓時，團員都有一本記夢的筆記本，你也不妨將夢境當作照顧自己的一種方式，特別是疾病治療期間，嘗試紀錄夢境，作為自我照顧的方式，若是有這本夢的紀錄，則可找適合的心理專業人員陪你探索夢境的象徵性意義。然而需要提醒的是，不論做了哪些夢境，都不宜過多解釋。臨床上有些人夢見死亡而因此感到焦慮不安，其實心理學上，夢境可以是更了解自己的方式，也是一種心理補償作用。

無法面對的餘命告知

再多一點溝通、多一點幫助，結果會不會好一點？

我們都知道生命是有限的，只是期待至少是在有心理準備時完美結束，因為我們從來沒想過重大的人生意外會到自己的生命裡來，而面對一切的失控狀況，我們也不知道那將多麼地不知所措。

她幾乎是推開會談室的門，就立即崩潰大哭：「我只剩下半年，該怎麼活？」

一般而言，癌症醫師很難預測病人的存活率，但這個「數字」很難讓病人不在意，由於現在網路科技發達，許多人在被診斷癌症後會拚命搜尋期別與存活率等相關訊息，雖然知道那只是臨床研究的存活率，但想活著的心情太強烈，還是會去自行蒐集資料進而影響心情。

湘琪四十歲，被診斷大腸癌末期並多重器官轉移，一開始不敢相信這個結果，做了第二意見諮詢（詢問第二家醫院），那瞬間，她的心情掉到了谷底，算是確認了病情。於是她開始很焦慮地一直繞著這個問題，並抬頭問我，「我真的只有半年的時間嗎，我該怎麼辦？該怎麼活？」六神無主的眼神，我至今難以忘懷。

是阿，我們應該都能理解湘琪的心情。當你突然被告知只剩下約六個月的壽命，那該怎麼活？而當你有機會知道自己的壽命長短時，你會選擇知道嗎？這個答案並沒有一定，在我〈癌症病人病情告知之心理期待的研究〉裡發現，有些人「大概也想知道自己的器官面臨什麼樣的困難，所以可能講一下平均的壽命比較好，這讓自己有心理準備」，也有人覺得「我不想要知道，因為有種被判死刑的感覺」、「我覺得一切順其自然，說不說壽命都可以。」不論是否面對被告知存活率，也不論醫師的評估是否準確，當你開始重視存活率這件事，代表你可能很貼近地感受到生命是有限的。

人，活著一部分是為了希望，當活著的希望破滅時，在還沒準備好心理的前提下，那一刻真的會有「被判了死刑」的感受。讓湘琪不斷啜泣的理由還有一個，那就是她那四歲的可愛孩子，這小孩是經過多重關卡、人工受孕生下的，「當時這個孩子的出生為

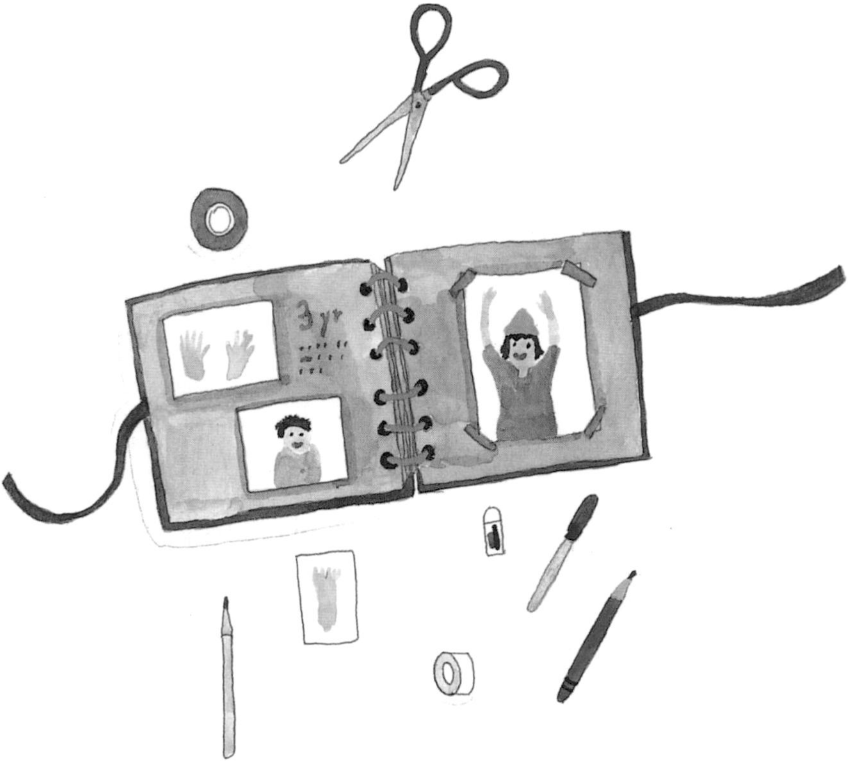
3yr

我們夫妻倆帶來重要平衡，是我們夫妻關係的潤滑劑，現在孩子四歲了，似乎還是很依賴我，喜歡跟我玩，特別喜歡被我逗著開心」，有時湘琪也會說這孩子有多貼心，例如早上起來幫媽媽拿拖鞋放在床邊，讓她一早起來就能幸福洋溢。

聽著湘琪繼續哭著敘述跟孩子的回憶，也想知道她被告知這壞消息後，有沒有做些什麼？也想關心那份情緒有沒有辦法照顧到孩子，所以我問她，「那妳現在都跟孩子怎麼互動呢？」我問了一個自己內在也陪著一起心痛的問題。

「我現在每天拚命寫日記，每天早上就是寫或剪貼東西，邊寫邊哭，我想把這孩子從出生到現在四歲的回憶，全部、全部的照片都蒐集起來，從以前幫她慶生的、第一次學步、第一次出遊，許多的第一次我都記錄下來，一起整理在一本全開的本子，我好怕她以後忘了我這個媽媽。」說完又是一陣啜泣聲。

我微微點頭繼續聽著，並能理解她的擔心。她繼續說，「**不能看孩子長大，是作為母親的痛**。」說到這兒，不禁讓我聯想到前陣子才跟好友談到她最近當媽媽的心情，好友不諱言地提到自從生了兩個寶貝女兒後，身為一個母親，開始害怕死亡這件事情，像是母愛本能似的情感，擔心不能看眼前的孩子長大，一心想要為孩子好好活著。

「妳寫的時候，都在想些什麼呢？」「我真的一直在想，這件事情為何會發生在我身上？我很想陪著我的孩子長大啊……」湘琪在會談室哭了一段時間，壞消息來得很快，她確實需要這樣的空間。

湘琪的先生面對這樣的打擊，其實也難受，只是她認為先生一直無法傾聽她的需求，只會告訴她不要想太多、不要再多想。湘琪說，「**我想要的真的只是『被傾聽、被理解』就好**，這點我已經跟他溝通很多次了，不要再過度沉默或是給我建議，現在的我怎麼可能不多想，醫師說可能只剩下半年了！」

她先生面臨這樣的訊息其實也是無力的，但又不得不振作起來替她打氣，看見她這樣的情緒，先生心裡也很不知所措。在短時間被告知這個訊息，一時之間真的讓人難以冷靜，對孩子的諸多不捨、害怕被家人遺忘，這些對湘琪而言都是很重要的難題。

只是很可惜的，剛開始談完後給了她心理支持，但後來她的情緒越來越嚴重，也常常與先生爭執。八個月後，她疾病病程進展更為快速，到後期她甚至抗拒來醫院，在極度需要被幫助的狀態下，只是不斷地退縮。

我與湘琪夫妻溝通看身心科，他們也看了，不過後期她只想要藉著藥物讓自己睡覺，不想再多想，當時我尊重他們的選擇。時間又再過了一個月，我關心先生在這段時間中與湘琪的相處狀況，先生說，「她後期似乎無法接受罹癌的事實，在家中的情緒也越來越差，差到無法跟孩子好好地互動。」

兩週後，她離開了這個世界，她是一個在我心裡存在遺憾的個案。我常想，或許當初再多一點溝通、進一步會談，會不會可以幫助她多一些。

・心理師的臨床筆記・

壓力適應障礙

親愛的，罹癌，也是一種壓力，若無法與壓力和平共存或克服壓力，則能造成身體的不適，分享人在壓力下常見的「適應障礙」：

適應障礙常見的狀況是對於生活環境中新出現的事物無法適應，繼而出現一些過度情緒的表現，如焦慮、激動、易怒、憂鬱等，或是出現不當行為，如謾罵、攻擊等症狀，而這些情形若是在壓力源發生後**持續三個月以上**，明顯地造成生活適應上的困難，則需要心理專業人員進一步協助。或是，壓力源發生**未持續三個月，但若考慮整體心理生活品質，也可以提早尋求協助。**

罹癌了，該怎麼辦？

一、身為陪伴者

- 傾聽患者情緒，不要急著給建議，讓他把情緒說完。
- 尊重患者的步調，不因急而責備，並帶負向情緒。
- 鼓勵患者表達自己的需要、情緒。
- 協助患者評估問題，找出適當解決方式。

二、患者自我照顧

- **降低生活的壓力源：**避免此時作重大決定，造成更多壓力。

．**有主觀睡眠障礙**：不論是失眠或是嗜睡，都可以尋找身心科醫師透過適當藥物改善失眠症狀，或尋求有受過睡眠領域專業訓練的心理師幫忙。

．**處理事情的優先順序**：有許多的情緒及事情要面對時，先從最重要的事情處理，並寫下來慢慢思考。

．**選擇較健康的方式**：避免使用菸、酒或藥物濫用、性開放或其它可能傷害自己的方式來做情緒宣洩。

．**自律的重要**：規律運動，規律飲食，規律作息，照顧好身體。

．**保持好的人際支持**：找信任並了解自己的伴侶或朋友談談自己的壓力，不要一個人獨自面對，也可以找心理衛生專業人員晤談。

．**觀察自己情緒的變化**：罹癌可能會變得封閉、易怒、容易擔心等等，都可階段性紀錄自己的心情。

一無所有的遺憾

對妳造成的傷害不會消失，但我願意盡全力去彌補

生命裡多少會發生一些遺憾。有些人認為留存一點遺憾才是最美，總能喚起人內在的貼近，這也難怪以遺憾為主題的影視節目會大眾歡迎。但也有人離死亡越來越接近時，因累積太多遺憾，產生強烈的、極度後悔的感受。

一位約五十歲的中年男子阿忠，身高約一百八十公分左右，看得出年輕時英挺帥氣的模樣，主動預約心理諮商，進到會談室時頭低低的、明顯情緒低落的狀況，一看見我就坦承自己最近有自殺的念頭，不知道該怎麼辦。

請他先說說自己目前面臨的罹癌過程及經驗。阿忠說，一年多前被診斷食道癌第三

期，醫師都很好，不過有時候自己一個人面對治療有點辛苦，一直治療也造成不少精神壓力。我除了同理他的辛苦，也試著了解除了長期治療讓他喪志，還有沒有其它原因？這樣才能進一步做評估。

「發生什麼事情了嗎？」我試探性問他。「我一直覺得我可以自己一個人，跟前妻兩、三年前離婚，現在生病了，女兒也都不太理我……心情一直很難受，覺得活著沒什麼意義。」

阿忠和前妻的婚姻維繫了二十年左右，但在兩年前，太太主動提出離婚，覺得受夠了在這段婚姻裡長期不被尊重、被忽略。即使阿忠太太知道他現在罹癌，但仍完全沒有任何聯繫。

一段關係可以維繫二十年，肯定發生了許多事，**任何「關係」中的變化若演變成一種結局，這中間是由許多慢慢的事件逐漸累積而成的，絕非一時的突然轉變。**

我請阿忠稍微說一下年輕時的樣子。「我以前是營造商，生活很豐富、很享樂，每天都應酬，酒店、喝酒、打牌、外遇什麼樣樣來，現在想起來那些都沒有什麼意義。」聽起來阿忠曾經很陶醉在燈紅酒綠的生活裡。

他確實開始生病後才去思考這些事情。生病後，以前那群每天玩在一起的酒肉朋友也沒聯絡了，他也沒體力過以前的生活，找牌咖通宵打麻將，罹患食道癌的他更不可能喝酒，朋友漸漸疏離，幾乎沒有知心好友留下，直到連太太都要離開，簽字離婚的那剎那，阿忠說，「我那一刻才發現自己真的一無所有了。」

「聽得出來這一連串的事情帶給你人生很大的打擊。」他接著哭著說，「我的人生怎麼可以這樣糊塗，怎麼會這樣對家人，弄得現在連孩子都不太想理我？聽女兒說現在太太自己過得很好，也不希望我去打擾她們。」

我曾經試著想要詢問他修復關係的意願，不過他說，「實在發生太多事情了，光是外遇，太太就已經原諒過我好幾次，我還是不知悔改，直到太太受傷失望到決定離開，這一切都太晚了，也只能怪我自己。」

我問問他想要尋求心理諮商的目的，他低下頭說，「我也不知道，只是自己常常覺得活著沒有意思。」因他這樣的情緒已經一段時間了，去看了身心科，藥物也無法根治他的問題。

他覺得自己過得很糊塗，因而很自責，但卻不想主動付出行動去改變現況，情況就不會有任何改變。**所有的認知都需要付出行動，才會導向你所冀望的方向前進。**現在的他，身旁已經沒有人可以訴苦，所以我邀請他談談覺得「活著沒有意義」的部份。

「醫師是說我現在治療還好，情況都在控制中。」我問起治療的狀況，但我知道，疾病只是額外的壓力源，讓他最感糊塗的都不是這些，他是透過疾病理解到自己內在一直以來最重視的東西——親情。

兩個星期後，我詢問他，「除了身心科藥物的部份外，還想多談談嗎？也許朝向與女兒關係修復的目標？」他笑著說，「心理師，妳覺得我還有救嗎？」我笑著說，「**關係上的彌補或修復，一切看當事人，由你自己決定。**」於是我們直接約下次心理諮商的時間。

・心理師的臨床筆記・

失志症候群（Demoralization Syndrome）

分享一個心理腫瘤學（Psycho-oncology）的知識——當人受苦於嚴重的身體或精神

疾病時，**「失志症候群」是臨床的綜合現象，包括持續地存在痛苦、無望、無助，以及失去生活的意義與目標**。Kissane 等學者提出的失志症候群診斷準則有以下：

- 存在的痛苦（Existential distress）之症狀：失去生活的意義與目標，失去希望。
- 悲觀的態度，無助感，被困住感，專注個人的失敗，缺乏有價值的未來。
- 對於適應不同的動機下降。
- 社會疏離，孤立，缺乏支持感。
- 持續此現象超過兩週。

若發現自己或家屬有以上類似現象，可以尋求身心科進一步鑑別診斷，大多現在醫師、心理師使用「意義療法」協助病人重建生命意義，提醒身為主要照顧者時，若看見病人出現類似失志症候群症狀，避免過度給予病人正向鼓勵，而是先體會病人**面對一連串身心之苦的那份心情**。

現在悔改，來得及嗎？

請不要把他人的付出和照顧，視為理所當然！

「做自己」這種人或許活得很自在，擁有瀟灑的生命態度，但在醫院臨床工作裡若遇見「做自己」的家庭成員罹癌，會看見在這份任性背後，其它家庭成員的照顧工作很辛苦，用身心俱疲來形容也不為過。

一位罹患口腔癌的中年男性，這輩子很享受他生活上的一切，家人形容他做得最棒的一件事情就是定期把賺的錢拿回家，其它的家庭責任，家庭成員則顯現無奈不願多說的態度。

我都叫這位個案「大哥」，因為他雙臂有著陳年刺青，雙眸銳利，每每看見我總說著自己的豐功偉業，還曾嘴角上揚、用自傲的語氣說，「我這輩子吃、喝、賭通通都嘗試過了」，說的時候有一種「大哥」的氣勢在，我每次訪視傾聽，他都是這副「自信滿滿」的樣子……我想說到這兒，讀者也能跟我有類似的聯想——當他的家人很辛苦。

我當下想的是，在這個家庭裡，真實需要「腫瘤心理服務的」會不會是大嫂呢？有次，我如期訪視這位大哥，他直接對我說，「心理師，妳快點來跟我太太說一下，她最近態度對我超不耐煩，妳來關心她心理一下。」

大嫂說，「我們出去說好嗎？」我點點頭，一起到護理站的會談室裡會談。大嫂抱怨了一堆關於家庭的事，長期以來，家庭及孩子她都是用「忍」字撐過的，大哥過著相當任性的生活。而我看見的是，**大嫂一直以來過著沒有女性靈魂的生活，疲憊打點著家中所有庶務，孩子、丈夫與家務都顧好了，唯一沒有顧好的就是自己。**

在醫療場域間，許多家庭的婚姻品質、成員互動的關係都會透明化。當一個人生病時，治療過程確實會需要家人或親屬來照顧，讓人較安心。這位大哥非常幸運，大嫂總是在他化療住院時按時出現，努力詢問醫師該注意的地方、要準備什麼樣的飲食給病人，說話客客氣氣的，善盡妻子本分，即使過著忍氣吞聲的日子，但還是如實地把該扮演的角色做好做滿。

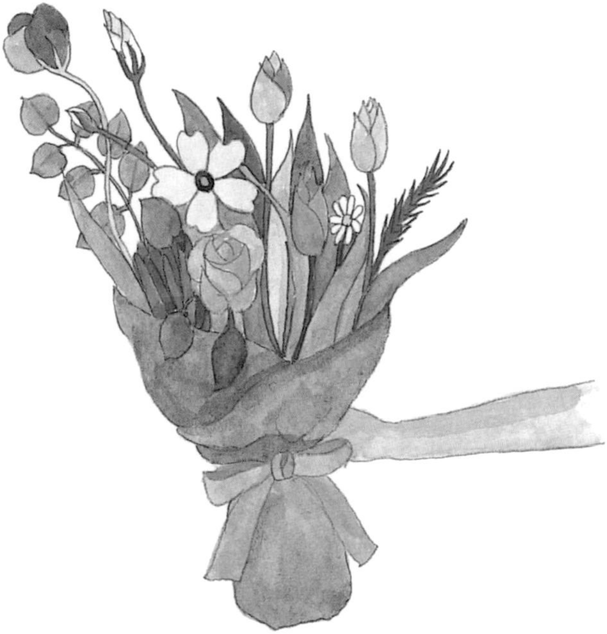

半年過去了，大哥疾病進展快速，這次會談他的眼神比較不同，沒有從前那樣利索，反而無力地看著我，那是在疾病面前屈服的樣子，充滿無奈與疲倦。「你還好嗎？」他先是低頭不語，沉默了一下才說，「這陣子我一直在悔改。我對太太感到很抱歉，以前我對太太很不好，對她和孩子都是用兇的，但她現在還是沒有怨言地照顧我，我真的感謝她，這輩子好險有她……我想到這就難過」，大哥在我面前掉下男人淚，「但心理師，我現在真心想要悔改，妳覺得我來得及嗎？」

當下我憶起大嫂對我說過的這段話，「這種婚姻一輩子就好，我下輩子不要了。我也不奢望他會悔改，就當上輩子相欠債，這輩子我是來還債的。」因此，我告訴大哥，「現在若你真心想要悔改，還來得及的。」當我們真心悔改時，在良善動機下所做的改變，加上專業陪伴的成果，肯定會是好的。

但我更好奇的是，大哥這席話是否跟大嫂表達過？他回應說，從來沒有對太太說過「**感謝**」二字。我鼓勵大哥若想對也身心俱疲的大嫂表達，就趁現在義無反顧地說出來吧。後來，大哥訂了花束對太太表達感謝，這是他主動修復關係的實際行動。

大嫂收到花時的表情雖然沒有笑得燦爛，但她對大哥說，「你不要再亂兇我就行了，你真的很難照顧餒。」大哥也一口答應，「我知道啦，會盡量啦。」

當然，修復關係並不會像童話故事一般，快速進入美好結局，但至少這故事裡的大哥，開始慢慢地覺察到一直以來，他是如何傷害他的家庭，也意識到自己是極其幸運的，遇到這個沒拋棄他的妻子。

後來，聽大嫂說，大哥態度漸漸轉好了，也比較願意配合醫療照顧，嘴上慢慢地不再嫌東嫌西，雖然罹癌不算是什麼「幸福快樂的日子」，但對於大嫂而言，照顧起大哥也甘願一些，夫妻關係說不上濃情蜜意，但能互相包容體諒，也是另一種愛的表現了。

・心理師的臨床筆記・

患者與主要照顧者的充分溝通

若罹癌無法只做門診治療，需要住院治療時，身旁的主要照顧者可能會是父母、伴侶、手足、媳婦、孩子、好友或是看護，不太建議主要照顧者「全部都我一個人來照顧就好」，也建議病患跟主要照顧者好好溝通，除了能讓病患覺得較不孤單之外，也能獲得較合宜的照顧。在這單一照護者的照顧過程裡，也可能面臨與主要照顧者的各種衝突，光是「飲食」這件事情就常常造成彼此的壓力，病人表示沒有胃口，照顧者則焦慮地不斷鼓勵病人進食，然而，這會形成病人主觀的痛苦。

病患和主要照顧者在溝通的過程中，難免會有情緒的時候，這時，我建議雙方都能思考以下問題：

- **理解彼此心態立場不同：**主要照顧者一心想照顧病患，擔心沒把病患照顧好；而病患則是會有一些住院或面對疾病時所產生的負面情緒，但心底大部分還是想要繼續治療、獲得痊癒。
- **各自彼此覺察：**主要照顧者需要覺察自己有沒有身心俱疲的症狀；被照顧者則需要覺察自己有沒有過度給主要照顧者壓力，或是覺察你們關係的本質是否有些問題需要進一步溝通。
- **創造彼此正面能量的時刻：**主要照顧者可以主動詢問「有沒有什麼我可以做的？」以給予適當關心；被照顧者也適時表達感謝，以理解主要照顧者的辛苦。

接納身體，與癌共處

癌細胞也是我生命的一部份，我接納身體的所有，與癌細胞好好相處

剛進腫瘤心理學醫療領域時，沒有把握能給癌症病人最好的心理照護，有位癌症病人就曾直白地說，「心理師，妳沒有得癌過，怎麼會知道我們面臨的苦？」她是我從初診斷、治療期到疾病最終都陪著的個案，說話很直，至今仍讓我想念。

一開始認識美雅，是因為她疾病復發卵巢癌，當時她年約五十歲。她的前半生都在為了小孩拚命工作，這是她一貫的生活方式。剛開始她對於自己的疾病難以接受，曾說過：「我在某個晚上拚命搥打自己，好討厭自己的身體。」

每次會談之間深層同理她面臨的挫折、傾聽著她對死亡的恐懼之外，我特地為幾位

同質性高的女性癌症病友舉辦一個小型的支持性團體，慢慢建立對彼此的信任，持續了半年後，團員們已經彼此熟識也能互相支持，而我常協助她們用繪畫的方式探索自己、理解自己，在現實生活中她們也會相約玩樂、享受大自然，有時約騎腳踏車或相約爬山，參加一些互動活動。

「我這輩子從來沒有感受過這樣的心靈快樂與滿足，很高興認識妳們」，這是每次團體結束前，她們的共識。

有次，美雅在團體裡的繪畫作品中，畫了她的子宮，圖像中她正在失去子宮，用粉蠟筆添上了彩虹顏色、也畫出了她想像中癌細胞的繽紛模樣，每個癌細胞都畫得很美，最後她向大家分享了一段話：

「**現在我已經失去了子宮，癌細胞在我的身體裡住著，我不再討厭我的身體、我開始接納身體的所有，與癌細胞好好地相處，現在癌細胞也是我生命的一部份。**」與初診斷時的她相比，她已較能「與疾病共處」，從表情可以看出來她真的接納身體了，也給身體善意回應。

時間又過了半年，疾病持續進展，美雅先是個別預約我的心理諮商，告訴我這個壞消息，當時我僅是靜靜地陪著她哭泣。她提出希望能與團體成員告別的請求，說，「我想要好好整理我的生命，妳可以幫我嗎？」我看看她，陪著她討論她的生命故事，也協助約了這個團體。

最後一次的團聚，所有成員都到齊了，美雅把從小到大的所有照片都帶來，當時會談室充滿笑聲，每一張照片都是她的回憶，「這是我年輕的時候、這張是我孩子剛出生的時候、這張是第一次跟先生到溪頭約會」，老派的髮型及衣服，所有人看著哈哈大笑，欣賞著她過去的生命記憶。

最後，美雅說，「我已經準備好面對死亡了，我自己的身體狀況我自己知道，前幾天我也寫好給孩子和先生的信了。我會在最後發現自己沒力氣時，留下那些信」，其它成員抱著她哭，身為心理師的我，淚水也不禁也在眼眶邊打轉。

「其實死亡也沒有什麼可怕的，大家不要哭，我真的很高興認識大家，我愛妳們。我現在不求什麼，只希望我能在睡夢中離開。」她忍住淚水說著。

那次是與人家的正式告別，她還說，「提早了一年多準備面對死亡，這是我幸運的地方，在這一年多裡，我過得很精采，我的一生中從沒有這麼充實過，終於在離開前，感覺到自己有真正活著的感覺。」

我頗有共鳴，人生活著的方式質比量更為重要，美雅這一年多有很不錯的生活品質。三個月後，如她所願在睡夢中離開，而當她的家人聽到她順利地在睡夢中平靜，好走，臨床照護人員皆感到非常欣慰。

•心理師的臨床筆記•

學習接納自己的身體

親愛的，你可能因為醫療處置而開始討厭自己的身體，可能是手術切除某個器官、可能是因治療而一直感到疲憊、或是心的疲憊，身體變得不再是原本的樣子，會失落、難過，甚至覺得自己不完整了，開始對自己的身體有些不耐煩，甚至是生氣。這時候不建議無限制地一直想像下去，稍微培養耐性，才能停止對於身體持續負向的抱怨，鼓勵可以試試藝術治療（Art Therapy）中應用的技巧。

若不排斥用畫的方式，建議這樣練習，沒有時間和場域限制：

- 準備材料：一本A4大小的圖畫本、一盒十二色以上的粉蠟筆。
- 思考準備：貼近自己的心，準備好心理再練習。
- 畫圖方式：先劃出一個人形（不要火柴人即可），在這個人形中畫下想要療癒的器官或部位，選任何顏色的蠟筆塗鴉在這個地方。然後，眼睛慢慢閉上，練習呼吸技巧，與畫中人的身體該部分或器官對話，不論說什麼，只要是正向的回饋都可以。

與身體的對話

平日可透過一些言語與身體對話的練習，比方：「親愛的〇〇（身體部位），謝謝你曾經替我做事、服侍我多年，現在換我好好照顧你，我愛你」隨著自己的意識配合呼吸，傳送氧氣到這個部位，讓這個部位好好放鬆及休息。

另外，若身體狀況允許，做瑜珈運動也是很棒與身體對話的方式，比方做肢體部位練習時，意識可停留在身體的伸展部位，感受肌肉的延伸。

樂天嬤的無常人生哲學

人生無常，日子再苦也要能快樂自在地過

癌症讓人理解生命無常，許多人最常提起的是以前身體好好的，「突然間」就有了症狀，經過一連串的診斷就到醫院裡來了。同樣面對事情，有些人盡力學習面對「無常」，抱持著順其自然的態度，培養出對生命樂觀的健康心理。

有位年約六十歲的「樂天嬤」，被診斷大腸癌第三期，定期住院打化療，跟幾個護理站的人員關係還不錯，她是護理人員口中的「樂天嬤」，住院期間認識幾個跟她狀況差不多的病友，臨床照護人員都沒看過樂天嬤出現過低落、擔心的情緒，她總是安慰著其它類似大腸癌的病友，病友們也都能感受她正向的態度與希望，可以稱為模範病友。

在醫院裡，因為每個人的狀況不同，大部分有個人房、雙人房、健保房（三人房）的選擇。若是選擇後面兩種，大部分人最擔心的就是隔壁床的是承受更多身體之苦的病人，或是嚴重的末期病人，會因身體難受發出慘痛哀嚎聲，或是病程持續在進展的哭泣聲，這些不禁讓人跟自己的經驗連結，擔心自己有朝一日，也會變得這樣痛苦。

這是癌症病人很容易被喚起的經驗，住院前就會興起「不知道今天隔壁床是什麼樣的病人？」的想法，不過同樣的經驗，正向人格特質所表現出的行為也會有所不同。

樂天嬤每次都選擇兩人房，不過，不論她面對哪一種鄰居病友，輕鬆正向的態度總能迅速與隔壁床建立關係，在住院化療期間不但**結交病友，更成為彼此的支柱，每次誰住院了，會互相訪視，住院期間有個伴，是彼此很好的心理支持對象。**

而如此正向樂觀的樂天嬤，怎麼會有與心理師談話的機會呢？一開始，是樂天嬤自己主動想找我談談，第一次接觸時，她俐落的短髮搭配爽朗的笑聲、笑咪咪的笑容，形象正如其它護理師、醫師所敘述的正向特質。

「其實妳看我很樂觀，我也是真的算很樂觀的人啦，過得一直都很不錯，老公對我很好，女兒也都很乖，不過我現在好想看我女兒出嫁，怕我是看不到了。想到這個胸口就有點悶，所以想說找妳談談啦。」她邊說，流淚邊流，但迅速擦拭掉眼淚，樂天嬤說，她很久沒有掉淚了，也不太習慣這樣。

我相信她是一個保持正向樂觀習慣的人，不過無論是誰面臨到自己的疾病變化，總有低落的時候。這次的化學治療情形似乎沒有以前好，所以她做了一些心理準備，「我要做最壞的心理打算，自己調整一下，我真的有在努力了。」除了讓她放心流淚，也試著同理她的挫折感，畢竟打了這麼多次化療，醫師卻說治療效果不一定好，聽到這樣的結果，任誰一時都難以面對。

心理調整需要一點空間跟時間，兩周後再見她，關心調適的狀況，樂天嬤笑咪咪地說，「人生就是這樣無常阿，這個不是我們可以控制的，我自己覺得努力就好，其它一切都放乎自然。」看著她的需求，似乎只是暫時需要有個人讓她傾訴情緒，因此不需跟她約後續的心理諮商。

從她的人生經驗聽起來，樂天嬤已經是「面對無常人生」的專家。許多罹癌的人最後順利調整完心態，就是能夠學習慢慢接納生命的無常，認真照顧健康狀態，努力配合治療，同時也承認自己有低落的時候，並適時尋求協助。樂天嬤正是這樣的狀態。

半年後，她來醫院特別跟我打聲招呼並帶來好消息，送我一盒喜餅分享她的喜悅，「看見女兒結婚，我沒有什麼遺憾，也不貪求了，現在每一天過得開開心心就好。人生無常，能快樂自在地過一日也是一日。家人現在看我這樣也比較放心了。」

後來她再被提起，是從幾位病友那裡聽到的，他們總不斷提起樂天嬤爽朗的笑容與生命態度，帶給他們正向的影響力。

•心理師的臨床筆記•

尋找心理支持團體

親愛的，從一開始罹癌初診斷期間到治療期階段，每個人面對的治療方式不同，所花的時間也不同，若治療需要較久時間，我建議主動加入一些病友團體，有些醫院會不定期舉辦免費的「心理支持團體」或是「病友會團體講座」，有機會認識類似情況的病友或家屬，以此交換資訊、彼此支持，善加利用資源也是提升照護癌症品質的好方法之一。

然而稍微提醒的是，如果還沒有準備好調適這個疾病，也不用急於加入，因為加入後，會有許多熱心的病友分享大量訊息、或是給予情緒上調適的建議，這時若自我心態還沒調整好，可能會適得其反、造成困擾，建議先按照自己的步調，待稍微調適好一些再尋找病友團體的支持。

另一部分，身為家屬陪伴者若要加入病友團體，協助了解一些資訊當然也很好，只是建議還是要與病人溝通後再鼓勵病人參與。

逆境中看見幸福的習慣

看似與他人無關的習慣，除了為自己找到光明人生，也能實質回饋社會

我的工作裡總能看見許多人做各式各樣的大小選擇，導致不同的人生境遇，連面對罹癌的態度也有天壤之別，同樣面臨治療中不可預期的狀況，有些人在逆境中依然看得見幸福，有些人則用自暴自棄的態度來面對最後的時光。

「**習慣心理學**」提到一個人培養越多的好習慣，心理就越健康，所以若有機會培養一些還不錯的習慣，你願意試試看嗎？

我還是新手心理師時，在癌症心理的領域中並不那麼熟悉，也曾誤以為癌症病人可能通通都因治療所苦，預設會需要諮詢的個案都是沒力氣的吧，直到我看見一位態度很

陽光的個案，思考著，有時真的如前輩所說，**病人也是醫療團隊的生命老師。**

如萍在四十歲時就經歷喪母之痛，父母紛紛過世、姊姊也相繼罹癌，當在她五十歲的那一年，耳鳴持續了兩、三個月，到大醫院檢查診斷出罹患聽神經瘤，因是惡性腫瘤需要立即處理，醫師建議動腦部手術，而如萍術後的恢復狀況並不如預期中的好，醫師擔心她會情緒低落，照會了我。在她身旁照顧的哥哥，也心急如焚地請我給如萍一些心理支持。

當時的她，由於術後還有單側臉頰麻痺狀況，說話有些吃力，但她貼心有禮的態度令我印象深刻，一看到我就說，「妳站著會腳痠嗎？坐在我床角這邊吧，怕妳一直站著腳會痠。」

因麻痺狀況導致如萍說話很費勁，所以會談花了比較久的時間，不過也因她的敞開，在會談間了解到她目前對癌症心理調適的狀況、情緒壓力狀態、以及過去的內在資源做綜合性評估，接下來就是好好理解她，並給予真誠的關心。

「我哥哥他們很擔心我吧，所以請心理師妳來看我。」我對她笑笑點點頭，她接著俏皮地說，「其實我早就有心理準備了，因為家庭裡好像特別容易罹癌，不過我沒那樣容易打倒，對我而言，最重要的是我一直很珍惜的親情，這是我很幸福的地方。姊姊、哥哥他們從小都很照顧我。」

我繼續聽著她的故事，邊感受著她正面的感染力，她也繼續說著，「有時，我也在想，好險我自己是一個人，我這樣沒有結婚也沒有孩子，若真的離開了，也能瀟灑地走，這也是一種幸福。」

她一直都用正向感性與理性面對的態度處世，這次「突然的罹癌經驗」讓她覺得離死亡很靠近，尤其動腦部手術前，醫師告知其手術風險時，她就已勇敢且理智地把最壞的打算都先想過一遍，越了解她的過去，越能了解先解決問題是她一貫作風，總是把最糟的狀況預想清楚，沙盤推演一番，做最好的安排。

人面臨壓力時，在心理上最難的莫過於理性、感性的平衡，在壓力下做出最好的選擇，這個能力是相當重要的。而如萍確實是能看見可能的醫療現實做準備，也感性地覺察自己的情緒。

內在資源豐富的人，總是信任自己有能力可以完成考驗，理性地理解自己的手術風險，做最好的規劃，感性的部分，她也誠實面對自己心理狀態，毫不隱藏、自然表達。

所以早在她腦部手術以前，就已將許多後事交代清楚，並簽署放棄心肺復甦術的同意書（DNR）、財產分配等都已向家人說了，「因為沒有家庭，在這樣的情況下也沒有什麼好割捨不下的，這是我一直覺得自己幸運的地方，這也是在逆境中找到幸福的能力吧。」她再次表達了她現在的心態。

「妳知道嗎，醫師曾經在加護病房告訴我哥說，我當時狀況很不好，不過我才不相信呢，所以我用很大的努力去恢復，每天都告訴自己一定要快點復原，每天在內心禱告。」之後，醫師的確對於如萍的恢復期感到訝異，而這一切是她在心理上非常努力往前看，實際行動上也努力復健、配合醫師醫囑才做到的，當然，家人在住院期間付出的關愛也是她心靈上很大的支柱。

後來收到她給我的小卡片，「我覺得自己真的是個很幸福的人了，感謝妳在住院期間對我的關心，在醫院裡能有個人讓我很放心地敞開心房說話，的確能釋放不少疾病壓力。」

她現在復原狀況良好，在追蹤期間也著手計畫安排退休生活，相信她在逆境中找曙光的習性，會讓她看見更多屬於她的幸福。她現在在醫院癌症志工受訓中，將疾病的歷程適當分享給需要的人，這種「看見幸福的習慣」，看似與他人無關，但其實除了可以為自己找到光明人生之外，也可以實質回饋給社會呢！

・心理師的臨床筆記・

理性與感性的平衡

面對醫療決策時，理性與感性的平衡尤其重要。這涉及成熟的態度與調節情緒的能力，所以建議在醫療決策前、面對即將的醫療處置時先做以下處理：

・**理性評估**：與主治醫師、與家人有良好的溝通，了解醫療決策的風險與評估，或決定是否要做第二意見諮詢。

・**感性理解**：理解自己當下的情緒，如果發現自己因焦慮、恐懼無法做決定，可以找信任的人陪同討論並決策。

精彩人生才正要開始

生命的價值由我定義！罹癌的衝擊，衝撞出精彩富足的精神生活

透過媒體報導會發現有些被診斷出癌症的病患，生活反而過得比健康時還精彩，我們會被那種正面能量深深吸引，追蹤他們的FB、IG或部落格，透過這些看見更多的美好與希望。然而，生命精彩與否，其實是由自己選擇與定義的。

對於生命中的美好，平日不會特別去注意，總忙於適應外在世界層面（比方：物質世界），然而，當不論是自身經歷或看見他人生命可能被威脅時，或許會產生一股力量觸動心靈，開始思考，「過去的我，到底過著什麼樣的人生？」

一位標準傳統文化底下的華人女性妙春，大約五十五歲，原本過著平凡的生活，所

謂的平凡是指生活規律的家庭主婦，但她的生活可是很忙碌的，有自己小小的雜貨店，每天開店、收店、整理家務及輪班帶五歲的小孫子，一整天下來總是忙進忙出，日子也就這樣過去了。

妙春的說法是，「我每天做該做的、必須完成的事情，心情美不美麗，也不太重要，也就這樣習慣了。」在平淡的生活中，維持著這樣的狀態。

三個月前，妙春突然被診斷乳癌第三期，雖然對於治療和其副作用都還能接受，但面對單邊乳房全切除，也有種淡淡的失落感，心情開始低落。她聊起最近在思考的事，「罹癌後，很多事情都變了，我開始慢慢思考過去的人生，但就會越想越憂鬱」，她情緒持續低下，也一直睡不好。

她主動來找我的原因，是她有次聽到我在講授「正念減壓」（Mindfulness-Based Stress Reduction，MBSR）的演講，她自己說，「我書念得不多，也不知道自己能不能學得來，但還是決定鼓起勇氣找心理諮商。」**正念減壓是經由科學證實對人的身心有益的技巧，目前許多心理衛生專業人員在使用，像是使用身體掃描呼吸、冥想與慈心禪、正念瑜伽等方式，有效提升睡眠品質，並降低焦慮、憂慮的情緒。**

但我想，無論什麼方法，最重要的是「願意持之以恆的練習」，並養成生活裡的習慣，才會有所成效。就如同許多人都知道什麼是對自身有益的好習慣，但卻難有動力持之以恆。

與妙春討論正念減壓最吸引她的地方，是帶著她冥想、念慈心禪，這些可以讓她感受到內在的穩定與平靜。接著好幾次的心理工作之前，她會在會談室內先冥想十分鐘，也會提到最近去哪些大自然地方練習——那邊有一塊大石頭，她最享受坐在那邊靜心冥想，那是她自認為最棒的心靈時刻，也漸漸地開始覺得這樣生活很棒，對她而言，這也是一種被閒棄多年的精神生活追尋吧，我心裡這樣想著。

因為了解到她正在探索自己，我想要更了解她的日常，便邀請她寫「家庭作業」，一本A4大小的空白筆記本，紀錄了她所有自我練習的痕跡。「心理師，我可以自己創冥想前的指導語嗎？」我很開心地回應，「哇！妳真棒耶，還會自己靈活使用技巧，也很用心在做家庭作業！」她讓人體會到，原來在大自然做冥想是很美麗的一件事。

有份作業內容就是這樣子的（她記錄了她創造的指導語，請我幫她修潤讓文句更流暢些）：「親愛的大自然，現在我選取了一顆大石頭，坐在這大石頭上讓我感覺與大地連結，讓我感受到自己的存在，此時我正在呼吸，享受這一切，謝謝你，大自然。」接著她繼續享受她一呼一吸，每天如此。

另外有份「關於自己」的家庭作業，畫自畫像，畫裡寫著「好媽媽、好媳婦、好太太，圓滿的自己」，我繼續探索性地問，妙春說，「我替自己找到了一個意義」，很開心她把每個角色都扮演得很好，感受到「**生命圓滿的喜悅**」。現在的她，每天都會抄經迴向，也開始學習感恩，覺得自己的人生很精彩。

她自己努力持續了半年，睡眠的問題早已改善，心裡也獲得真正的平靜。她告訴我，「心理師，謝謝妳教我的方式及會談，這真的讓我的人生精彩許多，我書讀不多，但我現在真的過得比罹癌以前還精彩。」

最後妙春說，前陣子為了感謝我，每天幫我及她覺得重要的人抄經迴向，雖然我不太清楚迴向這件事情，但我真的必須說，回想那段時間，我真的有感受到運氣特別好，謝謝她。

罹癌的衝擊，也或許是另外一個「精彩人生」的開始，你說是嗎？

正念減壓——慈心禪

在精神、心靈層面需要照顧時，鼓勵使用適當宗教的追尋力量，來協助自己靈性成長，並尋求適當的社會支持。也鼓勵學習正念減壓技巧，這是一套去宗教化的心理學方法，也同時是一種很好的心理自我照顧方法，可以提高對於生命的覺察、睡眠品質、減輕生活壓力。

分享我一直以來，正念減壓中的「慈心禪」練習版本，你也可以自己創造心靜的慈心禪，找回內在的平靜感。

「願自己心中有愛，願我平安、身心自在，願家人平安、身心自在，願朋友平安、身心自在，願〇〇（人名）平安、身心自在，願整個世界的人身心平安自在。」

在感恩的日子裡遇見奇蹟

感謝老天爺給我這個機會，接下來我會努力活得更好

前陣子醫院裡掀起「寫感恩日記」風潮，而在這波活動前，馨姨就透過確切想法和行動，在日常裡過著樂觀的感恩生活，這個令人印象深刻的個案，甚至讓我相信了奇蹟的存在。

約四十五歲的馨姨，告訴我她從來都沒有想過事情會發生在她身上，但她也天真地說，「現在已經發生問題了啊，我們要想辦法配合醫師，然後更愛惜自己的身體啊，多操煩沒路用啦（台語）。」

她是帶著明確目標來找我的，想要諮詢我什麼樣的心理調適方法是更健康的，希望

能學習一些放鬆的技巧，幫助她做核磁共振掃描時，面對檢查儀器不要過度緊張。

一開始，因為身為心理師的職業病，懷疑她其實存有潛在的抗拒，以為在她陽光般的笑容下，會帶來很壓抑的故事，但後來確定是我多慮了，她真的只是很簡單地抱持著想學習更放鬆一點的單純心態而已。

後來也就因這個單純的目標約了會談，會談中除了教她一些簡單的肌肉放鬆訓練外，也進一步理解這位可愛樂觀的馨姨。她總是將注意力放在正面向，信任自己，而我也常給她正面的回饋，支持她生活中的「感恩練習方法」。

「心理師，跟妳說喔，我呀，其實很感謝我有很棒的先生、孩子，然後我的醫師也超級棒的，講解得很仔細，現在還可以跟妳會談，我每天都笑得很開心、活在當下！我也常告訴我的先生說齁，不論後續發生什麼事情，如果真的治療不好，我可以承受的，我是樂觀的人啦。」**因為有些是命中註定的，不過也有些是我們自己可以努力的。**

她每日健行一小時，抱著赤子之心去接觸大自然，曬曬太陽，感謝雙眼所見的美麗事物，常常覺得「活著真好」，大方與我分享黃花風鈴木的美、陽光下麥穗閃耀的光，會談過程中，真的可以感受到生命中的美好，她表示未來也會持續親近大自然。

四次的會談間，除了偶爾會傾聽她生活的日常，有時更像是她感恩練習的見證人。

她是第一位向我自我揭露，自己平日就有對生命感恩習慣的人，也因為她的緣故，強烈感受到人的感染力十分重要，她散發出對生命的熱愛。

馨姨沒有特別的信仰，但總說神或祖先真的很眷顧她，每天都自動做感恩練習，比方一早起來就覺得，「哇，好美的太陽；好開心自己還活著」，不過她也承認來醫院會稍微緊張一點，所以想要找我協助。她自己的感恩練習做得非常徹底，在院內的病友會活動中，也對家人、醫師及所有團隊的人表達深深感謝，感謝了每一個陪伴過她的人。

「**能活在感恩的日子裡，真好**」，這是她自己很深的感觸，大大又溫暖地微笑著說了這句話。

我曾問她，做感恩練習是為了什麼或是受到什麼的啟發嗎？她說那是發自內心真心想做的事情，即使最終的結果是疾病治療不好，但她也活得夠精彩了。

她在幾次的會談中，已成功學習到肌肉放鬆技巧，解除面對檢查儀器時的焦慮感。「深呼吸，肌肉慢慢放鬆、感覺自己的肌肉是可以控制的，深呼吸、吐氣專注在自己的鼻吸鼻吐裡，想著我已經慢慢地克服」，她認為這對她是很大的幫忙。

這樣正向的生命態度也決定了生活品質，馨姨很清楚到醫院就診時是病人身分，但在日常生活裡，她還是活得跟以前一樣。馨姨說她先生本來很擔心，但見到她如此樂

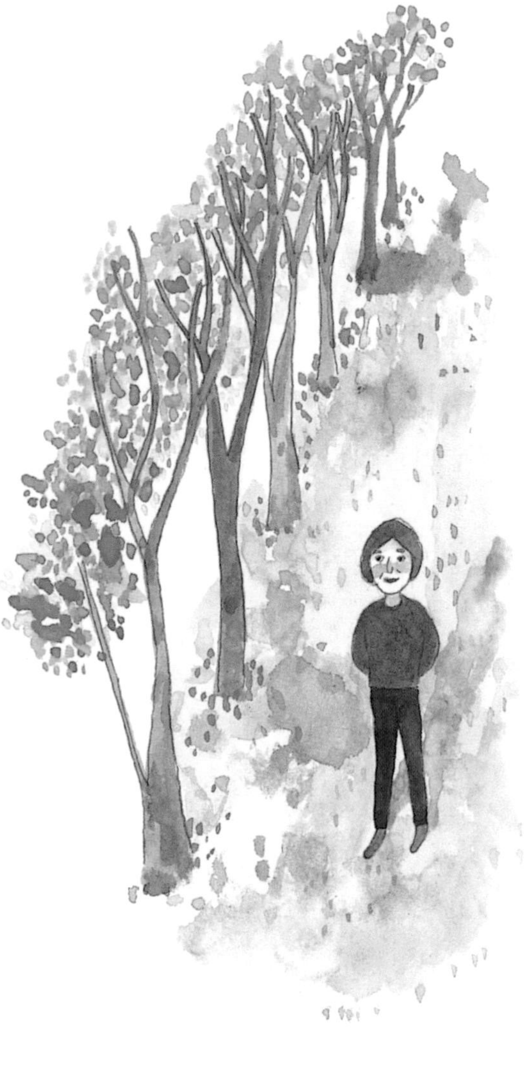

觀，原本深鎖的眉頭也展開了。

治療一段時間後，醫師告訴她，體內沒有癌細胞了，她喜出望外地告訴我這個生命奇蹟，並且強調非常感恩老天爺給她一個機會，她說接下來她會活得更好的。當下我非常意外，這是我第一次聽到在短時間內從第一期復原到零期的病例，不禁聯想，難道是因為她每天做感恩練習、活在喜悅中的正念，所帶來的好消息嗎？

這不是個科學推論，但親眼見證她積極實行感恩練習的行動之後，可以確定的是，一直**抱持著感恩的態度回應他人，會讓自己有正向力量去注重自己的飲食、運動習慣，也會獲得調整心情的能力**。無論原因為何，我很替她開心。有了這個真實故事，也讓我相信仍然有奇蹟存在。

但，最重要的是，同時懷抱希望，也真的有所行動，積極地實踐在生活層面的重要態度。

當她跟我說，「心理師，我希望我們不要再因癌症見面了喔。」我立即會心一笑，互相擁抱，她的擁抱代表告別，我的擁抱則充滿祝福。

・心理師的臨床筆記・

提升生活品質的感恩練習

沒有人可以否定感恩的力量有多強大，**感恩會帶來內在的慈悲感，讓內心擁有更平靜的感受**，以正向心理學（Positive Psychology）觀點來看，當決定做這件事時，你已讓大腦將認知放在正向的注意力上。

感恩練習有許多種方式，只要有動機想做這件事，可以透過不同的形式來實行，成為習慣後，也可用你的方式紀錄感恩練習後所帶來的改變：

- 拿著想表達感謝的人的照片或信物，看著照片做感恩心意表達。
如：感謝自己在治療辛苦的過程裡，自己的意志、身體皆完成了治療。
- 每日寫下、默念，或直接對著想感謝的人、事或大自然表示感謝。
如：若遇見了信賴、可溝通的好醫師，也感恩自己如此幸運。

謝謝這場意外，讓我專注於內在整理

唯有看見更多可能性，才能有優雅態度，為自己做最好的安排

許多剛罹癌的人，心靈空間上會有一段時間處在適應狀態，那是一種世界都變了樣的感受，唯一想做的事情就是快點痊癒，回復原本的生活，所以每天都過著數饅頭的日子，期待快點病癒，再次站起來。但，其實有更多不一樣的選擇。

沛璇是一位皮膚白皙，帶著典雅內斂氣質的二十三歲女性，被診斷大腸癌第三期，因年輕罹癌，醫師擔心她的心理狀態，故照會了心理師。這麼年輕的生命，突然被如此重擊，的確會造成一時的調適困難。

我一進病房先簡單自我介紹，期待她能放鬆些，所以使用較溫柔的口吻。她一看見

我就疑惑地說，「醫師是透過心理師來告訴我，我生命不久，順便安慰我嗎？」我連忙立即說明，訪視的原因只是醫師單純擔心年輕罹癌，內心會更挫折，才請我前來談談。

「喔～原來如此啊！」她笑笑點了點頭，看起來十分隨和，接著說她是新手罹癌，這段過程是多麼、多麼驚訝，好不容易慢慢花了一個半月的時間做心理調整，現在感覺好多了，也較明白接下來的方向。

我問她這一個半月是怎麼調整的？「現在其實想多了好像也沒用呢，因為該想的也都想了，也加入了許多癌友聯盟，像是臉書上的癌友團體，但最終還是覺得，回歸到自己如何看待罹癌這件事比較重要。」

接著沛璇提到原本計畫要去考國考，但突然就罹病了，只好先辦理休學，「剛開始罹癌，總有一種世界全部都翻轉了的感覺，我沒有遺傳因素，為何是我呢？儘管再怎麼縝密推斷過去生活習慣出了什麼問題、想要對於罹癌的原因追根究底，滿腦子都在想這些，但終究就是要面對現實來醫院診治，一開始是用無奈的心情來配合醫師治療的」，她流暢地表示出許多剛罹癌的人，皆會面臨的心境轉折。

沛璇接著說，原本以為人生就會這樣順順地過下去，或許考過國家考試之後，找到不錯的對象就結婚生子，過著平凡的人生，從沒想過會擁有如此的「不平凡」生命歷程。我想，罹癌這件事情不管在誰的生命裡，都算是不平凡的經歷。

同理她的遭遇，進一步探索她對生命的覺察。她微笑對我說，「其實也真的因為罹癌這件事情，讓我重新思考自己的人生、我是什麼樣的一個人。」她說她以前覺得自己是個很容易與人有距離的人，無法跟人太接近，因此與人保持著距離。

「罹癌後，才知道這個世界原來有這麼多真誠關心我的朋友與家人，除了感恩之外，也有一種感受到美好的心靈狀態」，體悟到這種感受後，她決定要讓原本稍微封閉的心慢慢打開，敞開心胸去接納別人的關懷，也好似有一股不知從哪來的決心要改變自己。**在平凡中的不平凡經驗，是要讓我們專注在內在整理。**

嗯，接下來還有什麼打算呢？「接下來，治療告一段落後，我想去別的地方走走看看，我現在滿感謝這個疾病的，內心反而有了平靜、安心的感受。」我專注陪伴她敘說這個決定，聆聽她分享她現在所體悟到的，這個疾病所帶來的意義。

「然後，我現在的計劃就是乖乖地配合醫師做治療，也注意營養調整，像那些營養知識我也都問好了，邊在調整飲食計畫，不過妳也懂得，計畫不能一次計畫太多，因為會遇到什麼事真的很難說，對吧？」我明白她所說，如同這場疾病，也是意外降臨。

沛璇不斷地告訴我，她現在才有一種人生醒來的感受，**以前心理是向外面的世界**

看，現在能對自己微微笑向內在看了。另一部分，與人關係的親密度上，「透過這次的經驗，我才有機會檢視自己過去封閉的態度，檢討自己覺得人是可以獨自生活不需要他人的想法」，而我也陪同她找到一些意義，即便一夕之間原本的世界變了個樣，但內在心靈的改變與豐盈，則是可以慢慢探索，並使之成為永恆。

後來她經歷了幾次化療，聽她說腫瘤的狀況控制得宜，訂了機票飛出國去走走，並持續思考是否繼續原定計畫去報考國家考試。

看她不疾不徐的優雅態度，慢慢地自我調整，生命裡已多了彈性。從她的視野中我學習到，人生要有大致的計畫，但面對意料外的事情，心理也需要保持彈性或學習彈性才行。最重要的是她願意**打開思維的廣度去看事情，遇到問題、限制，永遠要記得去探索在取捨之間，有沒有更多的可能性？如此，才有機會為自己做最適切的安排。**

・心理師的臨床筆記・

意外後的生活計畫安排

在心理層面的調適，罹癌確實是一種壓力，原有的生活必須做很大的變動，如工作需請假去醫院治療、學業暫時停擺等，建議有一些基本生活的安排計畫，以降低更多的壓力源（stressor）。

罹癌或重病後的生活規劃方向：

- **經濟支援**：了解醫療費用的估算、保險層面的申請事宜、若需要急難救助金、罹癌子女獎學金申請或其它新的社會資源新知，可請醫院的癌症個案管理師協助轉介社工師（員）進一步了解。
- **情感支持**：了解自己的主要照顧者或陪伴就診對象，並多溝通。
- **營養規劃**：詢問醫院的資源，住院中可能有營養師的諮詢服務，需進一步了解自費內容。

・**持續學習：**詢問醫院講座或病友會、Hope 希望基金會、台灣癌症基金會等都有提供免費課程學習。

・**家庭角色的重新安排：**比方原本是你負責接送孩子、家事由你負責，這時候可以跟家庭成員溝通，一起重新規劃安排。

・**時間管理：**若有良好的時間管理安排，能讓生活比較有控制感。詢問醫師的治療計畫，並妥善安排你的時間；詢問癌症個案管理師你的治療藥物可能產生的副作用，藉此安排適當的休息時間。

一個人久了，也想要被擁抱的溫暖

卸下獨立自主的形象，才發現原來自己是如此脆弱

隨著歲月推進，我們都能理解生、老、病、死在生活周遭不斷發生，甚至是親身經歷，終會明白，面對死亡，始終是一個人離開，當有這樣的體悟後，也會同時感受那份孤單與人的脆弱，而我的職業正是不斷地面對這些……

一位教西班牙語的大學女教授，走進會談室時，戴著頗有個性的棕色鏡框、眼睛細細長長的，即便有眼鏡擋著，但專業氣質及犀利眼神依然表露無遺，「您好，心理師」說話方式充滿自信，「醫師叫我來找妳的」，接著，她澄清自己沒有任何心理問題。

「嗯嗯，當然，我明白的。」我點點頭微笑回應後，稍微關心了一下，「整個過程

都還好嗎？不論是身體或是心理承受的部分，就說妳想說的就好。」

從她的談話間，可以理解她一些價值觀（認知）以及現在受困的情緒，一直抱持獨身主義的她，面臨現在生命的突發狀況很受挫。在前幾分鐘，我用心傾聽她想要傳達讓我理解的心情，也情感回饋給她。說著、說著，她拿下眼鏡後，眼淚跟著掉了下來，那段話我印象非常深刻：

「在罹癌之前總覺得人一輩子把自己照顧好就好，這也是我一直活得比別人自在快樂的原因，沒家庭、沒小孩、沒什麼經濟負擔，房產、保險各方面的規劃我都老早規畫完整，也準備提早過退休生活，繼續到處旅行，結果……沒想到……現在的我什麼都不能做了。」

當生命裡出現不可控制的意外時，多少會有無所適從的時刻，一直以來不斷計畫、努力達成的人生，到底算什麼？龐大挫折感，是老天爺給她的難題。

她眼淚撲簌簌直直掉，「我在朋友面前是很ㄍㄧㄥ的，他們根本不知道我會這樣，甚至連今天出現在會談室裡，我周遭的朋友絕對很難想像」，我注視著她問，「那妳在朋友面前是怎麼樣的呢？」她擦擦眼淚告訴我，「他們都覺得我能一個人把所有事情處理好。我也都盡量不讓他們擔心。」

我看著她的表情直接說，「我想，妳應該第一次發現自己還蠻脆弱的，有一種不知所措的感受，然後又不想讓其它人擔心吧。」她點點頭，哽咽著敘述她如何年輕時就決定一個人生活，但完全沒有想到，自己還是需要人陪伴的，想到化療，雖然有弟弟、弟妹願意照顧，但總覺得會麻煩到他們，擔心未來若有更多需要照顧的地方，不想要外勞或看護陪伴過下半生的感受。

「我接下來要一個人化療、一個人面對許多醫療行政手續，可能還要面臨治療上的失敗，我真的第一次發現自己很脆弱。」這整個心理工作的過程中，她不斷地告訴我，一個人非常孤單，我想，**即便平常的人格特質是獨立、理智的，但面對生命中的挫折，獨自面對的孤單狀態，心裡還是不好受。**

後來進一步理解到她長期一個人應戰的疲憊心情，她試著從諮商練習中放鬆地談脆弱的部分，而我也在每次的晤談陪伴她，讓她多些對自己的覺察。老實說，也沒特別深奧的心理學理論或心理分析，就只是單純的、深層的、高度同理心的陪伴。

那次會談結束前，她說，「妳知道嗎，我是個自尊很高的人，絕對不會輕易向人說出『我需要你』這種話，大概也是一個人習慣了，在妳面前哭出我的無助感後，心裡就好多了。很感謝有妳的溫柔陪伴，我真的好多了。」

我回應她，「妳自己決定，需要的時候就來找我預約，不用擔心太多」，她對我說，「我知道接下來還是要自己學習調適，但我會聽妳的，需要時會主動尋求資源協助，再會。」

許多有經驗的心理治療師皆能明白**「堅強的狀態」只是人的其中一種面貌，若常過度使用某個面貌，把自己武裝起來，會很難回復彈性**，除非慢慢剝開自己，才知道這裡面有許多原因潛在，我心底感謝她對我的信任。

・心理師的臨床筆記・

學習傾聽內在的「孤單感」

從一開始獨自接受診斷結果、治療、承受治療的副作用，面對反覆入院的無助感、治療中的焦慮與結果……種種意外接踵而至，能說罹癌不孤單嗎？許多人買相關書籍，或是加入病友團體，又何嘗不是一種期待陪伴孤單的感受。

孤獨這個議題會隨著不同的人生階段出現，呈現渴望陪伴的狀態。在罹癌的階段，若能適當地向信任的人坦然說出自己的脆弱、孤單，尋求他人的溫暖或支持，也是一種自我照顧的方法。

然而，也需要學習傾聽內在的孤單感，為自己安排一些空間及時間停留在那樣的感覺裡，傾聽這份孤單感受的成因，並記錄下來，那些被寫下來的文本也是一種照顧自己存在的方式。

臨床經驗中，個案內在的聲音被了解到了，內在就會發展出穩定的感受。

貓的溫柔陪伴

當我心累了，其實不需要太多鼓勵和建議，只要最單純的陪伴就好

「陪伴是保持靜止，而非急著向前行，是發現沉默的奧妙，而非用言語填滿每一個痛苦的片刻；是用心傾聽，而非用腦分析；是見證他人的掙扎歷程；而非指導他們脫離掙扎；是出席他人的痛苦，而非強加秩序與邏輯；是與另外一個人一起進入心靈深處探險，而非肩負走出幽谷的責任。」——Alan Wolfelt

我很喜歡以上這段，由國際悲傷心理治療專家 Alan Wolfelt 所提出的陪伴態度，強調陪伴關係的重要性。而這段話，讓我想起一個個案，每次談話都會談到他飼養的貓咪如何陪伴他，那貓咪之於他就好像 Alan Wolfelt 所說的那種陪伴療癒的關係。

還記得第一次會談時，二十七歲的佑東提到當時他正想好好衝刺事業，雖然三年前母親罹患肺癌而離開，心裡也明白自己罹癌機率相較於一般人高，但也沒料到事情還是發生了。

不得已的，拚了好久、終於被升為小組長的佑東，必須要向公司請長假在家休養，爸爸妹妹輪流照顧，但因為不想家人擔心，所有情緒都選擇一個人默默承受。有時，甚至會因疾病而變得易怒，連自己也不知道為什麼，與家人衝突後心情只會更加苦悶。

佑東沒有伴侶，但有三五好朋友，但也因為不想帶給他人負面的心情，一直以來都是一個人承受所有，倒是養了兩隻波斯貓。

「當我第三次來醫院化療時，我一個人在廁所哭，那時，我也不知道自己怎麼了，就覺得我的人生怎麼會變成這樣子。」佑東用全身的力氣啜泣來表達難過。

我陪伴著他，讓他把情緒都安心地宣洩出來，等他都哭出來了、舒服多了，感覺終於不再是自己一個人憋著，我同時也更理解到這份心理工作的一部分，讓人安心地哭泣有多重要。

每次來醫院化療，都讓他懷疑這樣的日子不知道還有多久，打化療的結果也只能聽天由命，從他的敘述中，我明白那又是另外一種孤獨。只是接下來的這段話令我印象深刻，他說，「**有時候動物比人還值得信任呢。**」雖然我自己也有養貓的經驗，不過還是想多了解他想要表達的意思。

「有一天我打完化療回家後，心理不太好受，正在想放棄治療這件事情，我就發現我的兩隻波斯好像很有靈性似的，平日都不主動與人接近的牠們，跑到我的大腿上坐了半天，好險那天還有牠們吶。」

我想像著那個療癒的畫面，「那一天，牠們兩隻就睡在我的大腿，一人睡一邊，讓我無法抽身，沒想到我竟意外地感到特別平靜。」

接著他又說了一段感觸，讓我一時之間還真是難以回應。「有時候貓咪比人還值得信任，陪伴如此單純，有些朋友告訴我要積極面對，但是真正付諸行動來看我的也只有兩、三位；有些同事期待我能夠快點好起來，但我也明白是因為我身為工作團隊的一份子，他們期待我能夠快點回去，不要影響到團隊工作的效率，這些都是很現實的。」

「我想你是在說對人的失望吧，你對人是不是不太能信任呢？」

「沒錯，我覺得這個社會其實滿險惡的，有許多的利益衝突、很多人也都是自私的，許多人與人的交往關係只是流於表面。」

人隨著時間長大後社會化，確實有些關係不會如此良善單純，不過是什麼讓佑東對

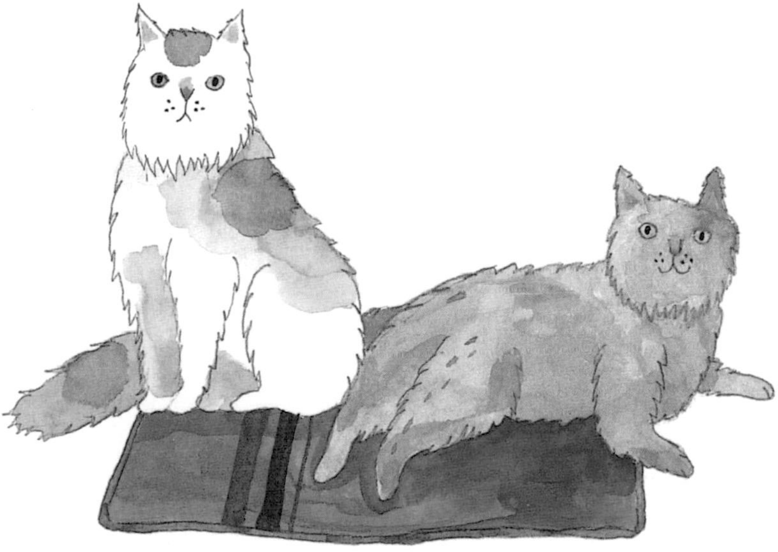

人如此失望？這些線索都是日後與他心理工作的方向。

我持續傾聽他對人的價值觀，這些都是從過往經驗累積起來的，並不需要去改變什麼，「目前你處於一種對人失望的狀態，但也可能一直以來你都很難向人表達你在脆弱時的需求、也不願意讓人有更深的理解。」

造成這樣的原因，當然每個人都不盡相同。不過，在臨床經驗裡，人對人的失望不算少數，也許人在脆弱的時候，更能敏銳地感受人與人的關係。

「我能理解你現在對於人際關係也有壓力，在工作中要回應老闆、還要回應同事的。這些表面的事情都在花你的力氣，讓你心很累。」

接著佑東苦笑了，指著心臟的位置說「這邊」真的累壞了，好險還有兩隻波斯貓陪伴他，接著說，「我其實滿怕自己的情緒是不是出現狀況了？因為上次心累的時候、剛好被安排靠窗的住院病房，看著窗外，有一種想要跳下去的衝動。」

「嗯嗯，那沒有做化療的時候呢？」

「其實平日情緒也是蠻低落的，真怕自己最後會因此而崩潰。從罹病時到現在治療期間，也一年半載了，心也倦了，常思考人生活著的意義到底是什麼。」我能明白，雖然他還不至於付諸行動去結束生命，不過一個人承受的孤單感已經讓他認不清「活著」

的意義是什麼。

於是我邀請他，「接下來的兩次化學治療，我會到病房訪視，也許輕鬆陪伴、聊聊貓咪、探索活著的意義，邊聊邊評估心理狀態」，佑東立即答應了。

最後我問，「現在談完後，你的『那裡』（指心的位置）的感覺如何呢？從一分到十分，十分是相當難受，現在的感受大概幾分呢？」

「大概一分吧，是平靜的感覺。」原來我的專業陪伴效果跟貓咪一樣，我心裡這樣想著。（笑）

．心理師的臨床筆記．

如同貓咪的同理心（Empathy）

一般而言，同理心分為認知同理心（Cognitive Empathy）、情感同理心（Affective Empathy）：

・**認知同理心**：又稱「心靈內化」（Mentalizing）」或「心智理論」（Theory of Mind），意思是理解並推測他人心智狀態的能力，意即我們能藉由對方的臉部表情、語調、肢體動作來推測對方想法、意圖、感受的能力。

・**情感同理心**：一種以正確的情感回應他人情感狀態的能力，又稱「經驗分享能力感受」，指的是心理共振及分享他人情緒的能力，意即當我們面對對方的情緒時，能感覺到他的情緒（感受），也喚起自己同樣的情緒經驗（共振），進而讓對方知道我們正在共享同樣的情緒經驗（分享）。

當能夠正確使用認知加上情感的回應，並有同理的動機（上述的同理心來完成其動機），才能協助他人。在陪伴癌症病人時，有時陪伴需要**如同貓咪，學習適當的沉默，並專注聆聽、靜靜陪伴氛圍的特質，再以同理心的態度陪伴。**

為了讓讀者較簡單應用，身為親友家屬可以用的同理方式是**「正確地理解現在的狀態加上情感回應」**，以下用兩種常見狀況來說明：

・理解做癌症治療的人身體很疲倦，所以可能不想說話的感受，可以情感回應他「我知道你很辛苦，看著你這樣子我心裡也不好受，若有需要幫忙的再告訴我。」

・理解癌症病人做了長時間的治療，卻發現治療效果不佳，可能會有挫折感，而身為人都有遭遇挫折的經驗，同理感受，這時可以情感回應，「我知道你現在會有很深的挫折感，也可能會擔心很多，讓心稍微休息一下，有什麼需求再跟我說。」

若身為病患，別忘了理解自己的狀態後，再與身旁的人溝通。比方若理解到自己不想說話、沒有胃口或是治療疲憊想放棄時，跟家人說，「先別擔心，我只是想要靜一靜，我理解你們很擔心我，但我真的只想放空。」

沖煮一杯名為「尊嚴」的人生咖啡

我從前過得精采無比，即便到了生命盡頭也要保有最後的尊嚴

我從一開始不太習慣，到現在倒是習慣進去他的病房時，先是聞到滿室濃郁的咖啡香氣，探訪時還能喝上一杯現場手沖的精品咖啡。因為治療副作用，鼻子失去嗅覺能力的他，在熟悉動作下如常手沖精品咖啡，迎接每個來探視的訪客。

年約五十歲的阿忠，被診斷食道癌第三期，經過多次化療，最終還是轉移了，醫師說治療效果不佳。

去阿忠病房前，我看了一下上次病歷上對他的評估，寫著建議（Suggestion）：「若個案遇到治療預後不佳，建議提早轉介心理師。」每次寫著這樣的建議時，總是不希望

又被照會，因為那代表個案在這段期間經歷過很多的努力，結果卻不如願，我也不希望踏著如此沉重的步伐走進病房。這次的照會轉介原因，寫著「病人治療預後不佳，心情低落」。

到病房後，我禮貌性地對阿忠打招呼，阿忠說，「今天有阿拉比卡的豆子，早上沖了一壺給同層的護理人員品嘗，我再沖一杯給妳喝。」看了看他個人房的環境，一組八個精緻小巧的白色陶瓷杯、一台手搖咖啡豆研磨機，忍不住好奇問，「這些是……？」他笑笑地說，「就喜歡泡咖啡給人家喝，這是罹癌後培養的興趣」，我點了點頭，在他的病床旁沙發坐了一會兒，等待他沖煮出一杯香醇的手沖精品咖啡。

坦白說，我沒有喝咖啡的習慣，但這是阿忠特地為我泡的，先試飲了一口也覺得順口溫潤，剛好當天的氣溫只有十八度，微冷的天氣喝一口濃醇熱咖啡，內心不由自主地感到溫暖。

喝了一口之後，正想也幫阿忠倒一杯時，他阻止了我，「醫師交代我不能喝，而且因電療的副作用，也聞不到咖啡的香味」，不過他也提到不會因此而在意，就是想泡咖啡給訪客喝，他知道會談有三十分鐘，所以是可以喝的。

我關心一下阿忠面對治療的失敗，他回應，「真的什麼都不能做，也只能面對，只是會覺得一直這樣下去，乾脆不要治療下去好了」，理解阿忠的無力感，似乎此時也只能理解，什麼都不能做。

不過，陪伴個案去談自己的無力感是我工作中與個案會談的重要內容，**唯有看見自己的無力感，才有可能慢慢地調適心理狀態**，至少阿忠做到一件事情，「你一直都很誠實地面對自己的感受，沒有迴避。」我這樣對他說。

與阿忠談到過往的人生經驗，他說，「發病前我總是感覺很有力氣，但現在就會覺得生病的自己等於自己所有的總和了」，但其實，病後的狀態只是人生的一部分，在我們的人生中有非常多經驗，每一個累積的經驗，才能成為現在的自己。有些個案會認為自己「就是」這個病人的角色，而忽略其實成為病人「僅是」其中一個生命經驗而已。

阿忠在疾病前的人生很有意思，他總是積極培養興趣，並專注在滋養人生歷練。他熱愛潛水，分享海底世界多麼綺麗，以往每個月至少潛水一次，享受探索海底世界的驚喜……他就是這樣一個喜歡戶外活動、喜歡帶家人出去到處走走的人。

一向積極探索美好生命體驗的他，現在卻擔心未來會成為家人的負擔，想到這兒他就透露些許無奈，我表示能理解，但也同時追問，「你接下來還想做些什麼呢？」

「尊嚴活著就好，其它就順其自然。」

「如同你堅持手磨、手沖精品咖啡一樣，這種細節上的質感要求，也代表著一種尊嚴吧」，我這樣回應他。雖然治療的副作用，讓他的鼻子已經聞不到咖啡香，但還是能感受到他在熟悉的動作底下，沖泡咖啡給訪視者喝，介紹咖啡豆的精緻生活態度。我一邊喝他沖煮的咖啡，一邊傾聽他對於人生抱持著順其自然，但要有尊嚴的想法。

在醫院常常看見許多面臨生命課題的患者，因為抱持著期望治癒，所以願意承擔過程中的苦痛，但當一連串深刻無奈的感受不斷襲來，身心承受難以言喻的苦，似乎也只有承受者才能明白。

人要的「尊嚴」是一種基本的心理需求。**「尊嚴」除了在醫療場域中，醫師、護理師或其它臨床人員可協助給予之外，病人本身也需要學習「在有限選擇」底下的心理調適方法。**如同這個故事裡的阿忠，講究每一個手沖咖啡的步驟，甚至把整套高級咖啡杯具都帶來醫院，那是他調整自我心態的一種方法。

・心理師的臨床筆記・

討論「追尋人生的意義」

意義的追尋對我們人類尤其重要，或許有時候也可以這樣問問自己；若你身為陪伴者，或許也可以陪同受照顧者談論這些問題：

- 在人生經驗中，有哪些經驗是你覺得最充實的？
- 有哪些事情是你期待家人或朋友記住的？
- 哪些經驗創造出來，會讓你覺得有尊嚴？
- 你這一生最重要的事情及成就？
- 有哪些事情是想對重視的家人或朋友說的？
- 有哪些人生經驗想要告訴別人，或是想傳承給他人的嗎？

我一定是上輩子做錯事

面對生死，連養心訓練充足的出家人也難逃執念

在中華文化底蘊之下，有許多人深信因果論，相信此生的遭遇都來自上輩子的恩怨情仇。臨床工作中有些人受罹癌治療所苦，總想著「難道我上輩子做錯了什麼事情才會遭致這個惡果？」日復一日無奈地問著蒼天。

她是一位面貌清秀的出家人，法號「善心」，年約四十初頭，半年前被診斷肺癌第三期。

「心理師，我可以跟妳談談嗎？」她主動預約心理會談，穿著袈裟站在心理會談室外。半年前善心師姐剛被診斷肺癌時情緒焦慮，因而病房照會過我，這次因為她骨頭轉

移，飽受身心之苦，所以再次前來。

她問了與半年前相同的問題，問我如何看待因果這件事情？善心師姐相信因果論，所以她相信這輩子勢必要受這樣的苦難。

她無助地掉淚說，「妳會覺得我很沒用嗎，畢竟我是一個出家人，面對生死卻還是調適不過來。」我的回答也讓她放心了，請她不需要擔心我不會給予任何的評價。

以前到她的病房都能看見幾位師兄、師姐陪著她，病床也邊擺著佛經，她布置成一個讓自己安心的空間。當時善心師姐非常難過，但礙於出家人的角色讓她無法自然流動情緒，擔心其它人會想，「出家人不是應該看開生死嗎？」

她認為自己從二十歲出家到現在一直以來心都是向善的，怎麼會罹患這樣的疾病，認為肺癌不該發生在她身上的，好不容易經由師兄、師姐陪伴勸說，她才慢慢接納了這個事實。

半年後疾病又復發，確認是骨頭轉移，現在她幾乎每日都感到疼痛，甚至痛到影響了日常生活。根據善心師姐形容背部的疼痛感，就好像拿熱水不斷不斷地沖，她想要緩和那樣的痛，沖洗時眼淚也拚命流，心裡非常無助，偶爾也會打電話到辦公室請我陪她說說話、轉移注意力。

我請她先與醫師討論好疼痛控制，再來找我談，這次她疼痛控制稍微好一些了，但又陷入從前的思考模式，「我一定是上輩子做錯什麼，才會受到這樣的懲罰。」

「我每天都在想這是什麼樣的業力，所以必須受這種苦？真的很苦，妳知道嗎，師兄、師姐他們都告訴我要堅強，要聽師父的話，能做的也都做了，禪我也打了，但心裡真的很苦。」

善心師姐講到這，我眼眶都紅了，出家人平日的養心訓練已經比一般人多許多，在他們的人生裡，又何嘗不是看見眾生的苦，同時也在修行著。「我好奇請問，什麼原因讓妳想要修行呢？」我想要多方面了解出家這個決定對她的人生意義。

她笑了笑說是感情因素，曾經很愛一個男人，後來對愛情失望，藉由這個方式來放下，現在對於愛情也真的完全看開了，認為自己的感情是不屬於塵世的，也從沒有後悔做過這個決定。

在出家人的養心訓練中，對於塵世是不能太執著的，但她沒想到自己卻執念於想不透為什麼會罹癌，重複這些念頭在腦海裡播放。

「我知道找一個理由聽起來對妳還蠻重要的，所以妳才會一直想。」其實對許多人來說，正需要個理由，才願意理解眼前的現實，但我們也常常不放棄地一直找理由、找到無法自拔，最後把自己綑綁住，而忽略了須先解決眼前的問題。

接著我對她說，「**過去的因果我們沒有辦法知道，重要的是現在的修行。**苦是妳在受，但我知道妳會孤單。我看到妳的行為，受限於自己是出家人，而不採取積極的行動詢問主治醫師疼痛問題，這反而會讓妳的生活品質更差。」

過程中，她告訴我，我是唯一讓她先暫時卸除出家人身分的，很喜歡跟我談話時自在的感覺，期待我能聽她慢慢說話、陪她談論塵世裡的想法，也表示會積極配合醫師並溝通疼痛控制。

最後一次談論結束後，她從包包裡拿出一個小小的佛珠玉環掛飾給我，「這是結緣品，我覺得找妳談獲得了心靈上的平靜，我們有緣，希望這結緣品能帶給妳祝福。」

疼痛控制與心理

親愛的，所有癌症引起之疼痛均屬身體之疼痛，若不適時處理則會對心理產生不良影響，憤怒、不安或降低求生意志。無論病人或家屬，都要注意心情、求生意志等，這些均會影響其對疼痛之感受，所以與醫師溝通時，要明確告知疼痛的狀況、心理壓力或感受，不要強忍面對，讓醫師多方面評估，並積極配合醫師的疼痛控制治療，唯有照顧好疼痛控制，才能提高生活品質。

面對因果論

在臨床工作中發現許多罹患癌症的人常問，「我這輩子明明就是個好人，既沒有傷害誰，也一直奉公守法，沒做過什麼大壞事，甚至時常助人，為何老天爺選我？」若只是一時的感慨倒也無傷大雅、可以理解，但若長期以往、陷入膠著思考，則必須了解形成癌症的原因許多，若將焦點放在「因果論」而讓自己一直處於消極狀態，很容易忽略「活在當下」的狀態，長久會影響調適心理的狀態及生活品質。

我不怕死，只怕不得好死

該如何讓家人知道，我不是放棄治療，而是放棄最後難堪的急救？

不論貧富貴賤，每人都會面臨的共同問題就是「死亡」，英國才子作家艾倫‧狄波頓（Alain de Botton）所創辦的人生學校教育機構，哲學課程設計得相當「時尚」，受到大眾歡迎，反映出如今已經是一個可以談論死亡議題的時代。

不論在哪個時代、什麼背景、哪種出身，誰都想好好離開這個世界的。「**我其實不怕死亡，因為那是人生的必經過程，但是最怕的是要死死不了，不得好死**」，這句話多麼貼切，且這已經不是第一次聽到末期病人這樣告訴我了。

勇叔也是其中一位，他不斷地說，「人活著，就是求『好死』二字的心願而已。」

幾年前，勇叔初診斷口腔癌時，個案管理師看他有些沮喪，所以照會了我。那時勇叔告訴我，「我沒事，再怎樣的難關，我一定會跟它拚下去。」讓我看見四十五歲大叔的魄力及勇氣，後來勇叔跟醫師溝通很好，關係像朋友一樣，也把自己的命就交給上天跟醫生了，所以我們都覺得不需要進一步心理諮商會談。當時，我只跟勇叔說，「日後你若有需要找個人聊聊時，可以主動找我。」

經過三年的化學及放射線治療，療程告一個段落，這次，眉頭深鎖的勇叔走進會談室，一副沒有力氣的模樣，我很自然地給予關懷，輕聲問候低著頭的他，「勇叔，你還好嗎？」

每次病人走進會談室或是主動想找我談，我總是先默默祈禱「希望不要帶來疾病的壞消息」，這非理性地想法，純粹是我自己的一番希望。但從勇叔的表情中，我已經有了心理準備接收壞消息，他語氣沉重地說，「醫生說我腦部轉移了」，我陪著靜默幾秒鐘後，他接著說，「我內心有點不安。」

內心最不安是什麼？他相當沮喪地說，「妳知道嗎？其實我很擔心自己到時候會整個人癱著，失去意識，什麼事情也不能做，到最後連行動能力都沒有，然後完全失去意識，有種不得好死的感覺。我不想要過這種日子，那真的是一點意思都沒有。」

其實人最擔心的就是「自己沒有用」的感覺，好像對這個世界而言，自己的存在一點都不重要，甚至造成他人的負擔，失去意義。在癌末的死亡歷程中，有些人會經歷兩、三個月以上的體力耗弱期，在這段期間裡，不少人會因此覺得自己很沒用，而感到心情沮喪。

坦白說，這段話衝擊到我，我試著想像自己也將面臨失去所有的行動能力會是什麼模樣？但真實面對這樣的死亡時，還是很難想像死亡逼近的樣子。存在主義治療大師 Yalom 曾說，「心理治療師需要注意治療者對於自己的死亡議題，那的確是有衝擊的。」

接下來與他的會談就是討論人性般，不斷與生命對話。他哭著告訴我，「我真的覺得自己很沒用，什麼都沒辦法做，好像在等死。」我傾聽著，這也許是勇叔至今都沒有對人說出口的情緒，此時的他進入幽谷的狀態。

我陪伴著他討論並正視死亡這個議題，他的情緒開始慢慢轉變，「現在轉移的是腦部，其實我也知道多想沒有用。如果最後真的無法好死，好像也不是我能決定的，不過我倒是有簽署不實施心肺復甦術（DNR），我覺得這是我要的死亡方式。然後政府好像開始推動《自主權利法》？」

我點點頭，並跟他解釋了《自主權利法》（說明如後）。人生許多遭遇，會讓我們覺自己得沒有選擇，**雖然這些遭遇不是我們可以控制的，但我們依然會想要拿回一些自主權。**

他若有所思後說，「其實我是一個很有自己想法的人，我簽了 DNR，但還不知道如何跟家人說，我很怕他們誤以為我是放棄不想活，其實我怎麼可能不想活，能活一天是一天啊，現在我都這樣想著。我只是決定不要痛苦地死去，這很重要。」

「嗯？」我眼睛望著他，期待他繼續說下去，「對，我比較擔心的是這個，一想到我哥他們一直提醒我絕對不能放棄、要堅持到最後，一直以來替我擔心這個、擔心那個，我真的很有心理壓力，也就很難跟他們說。」

「不過，我最後還是會跟他們說，因為我真的想好死一點，也比較安心。」他說跟我談完後，心理更確定自己想要的選擇是什麼，會再努力向家人傳達自己的決定。

「謝謝妳陪我談論這些，畢竟這些都是很沉重的話題，妳自己心理也要去紓壓。」我笑笑地對他說，我明白的。

每每談完死亡議題的諮商後，反而會有種「原來談論死亡會讓人心特別接近」的神奇感受。

•心理師的臨床筆記•

不實行心肺復甦術（Do Not Resuscitate，DNR）

當病人罹患嚴重傷病，經醫師診斷認為不可治癒，而且病程進展至死亡已屬不可避免時，病人或家屬同意在臨終或無生命徵象時，不施行心肺復甦術（包括氣管內插管、體外心臟按壓、急救藥物注射、心臟電擊、心臟人工調頻、人工呼吸或其它救治行為）。DNR 簽立後，也可撤除或修改。

目前台灣安寧照護模式中，主要有三種服務：分別為**安寧共同照護**（住院時可以由安寧共照護理師訪視提供照護）、**安寧病房和安寧居家照護**。依據台灣全民健康保險的規範，其中除了安寧共同照護以外，**末期病人若想接受安寧病房和安寧居家照護，簽署 DNR 為必要條件**，然而已被醫師判定末期的病人及其家屬而言，末期病情已是一大衝擊，再加上傳統對 DNR 的錯誤觀念將「放棄急救」聯想到「放棄治療」，反而讓病人失去更好的安寧照護機會，臨床上遇到病人已決定 DNR，而家屬誤解意義，試圖阻止病人時，會造成病人莫大心理壓力。

關於《自主權利法》

二〇一五年12月18日立法院三讀通過《病人自主權利法》（以下簡稱病主法），並於二〇一九年1月6日正式施行。其核心重點為，**意願人（完全行為能力意願人：滿20歲以上或已婚）意識狀態清楚的時候，透過預立醫療照護諮商完成「預立醫療決定」，自我選擇未來的醫療方式，做自己生命的主人。**

病主法是指當病人符合臨床適用對象之五項條件（包含：末期病人、不可逆轉昏迷、永久植物人、極重度失智、其它經政府公告之重症），醫師可依病人的預立醫療決定，終止、撤除或不施行維持生命治療或人工營養及流體餵養；醫師依預立醫療決定終止、撤除或不施行維持生命治療或人工營養及流體餵養，不負刑事與行政責任，因此所生之損害，除非有故意或重大過失，且違反病人的預立醫療定者外，不負賠償責任。而預立醫療決定後，可以撤除或是修改。

目前各醫療院所也開始著手規劃相關預立醫療照護諮商窗口、相關行政流程，可主動詢問相關資訊。

拜託，讓我安樂死可以嗎？

身心同步的巨大折磨、失去尊嚴的活著，這些都讓我看不見生命意義

也許，當我們覺得活著已經失去了尊嚴、認真思考生命意義、或自知生命已經走到盡頭的時候，會想選擇「安樂死」，這個生命議題始終是不分種族、不分身分地位皆須面對的。

看著照會單上寫的：「男性，五十五歲，病人向家屬提到不只一次想死，於是家屬（老婆）焦慮、不知所措，請心理師進一步給予心理評估及支持。」不是第一次看見這樣的照會原因，我相信這一定是在極大的痛苦下，病人才會對家屬說「想死」，一方面可理解家屬不知所措的心情，另一方面，也需要做好自殺防治工作，所以在優先順序

上，會先訪視病人。

到了病房，阿龍沉默不語。面對沉默，我抱持尊重，完全只想了解眼前的人到底發生了什麼事情？記得初診斷時，他並不是那樣令人難以接近，「你，還記得我吧？在半年前曾經跟你談過的心理師。」

「嗯，記得。」雖然我明白阿龍不想多談，只回應短短的語句，但看見他瞳孔裡的眼神如此沉重，彎著身體不太舒服的樣子，「你哪邊不太舒服？需要協助嗎？」，他說因為癌細胞轉移至骨頭，尤其尾椎部分很疼痛，幾乎是睡不好的狀態，而且還提到這半年來每天都覺得很累，也覺得治療很沒有意思，經歷身心的疲憊。

「拜託，可以讓我安樂死嗎，台灣安樂死到底合法沒？」阿龍一臉正經嚴肅地問我。「我想，如果不是很大的痛苦，你不會這樣問我。」看著他皺眉、全身疲倦、眼淚在雙眼裡打轉的樣子，我將身體姿勢向前傾關懷他，豪不猶豫地說，「放心哭吧，你安心地哭沒有關係。」

讓個案安心地哭泣，並讓他們說出心裡未流動的話及情緒，也是我心理工作的一部分，雖然不可否認每次都是揪心的。

阿龍開始流眼淚，用顫抖的聲音說，「活成這樣子真的很痛苦，治療藥物那些都好像騙人的一樣，醫師說我治療效果不佳，我在想，乾脆不要治療好了。人怎麼可以活成如此沒有尊嚴」，邊哭邊說這段話的幾分鐘裡，夾雜著哽咽和啜泣聲。

在身心煎熬的脆弱狀態下，我想先陪著他，讓他的情緒流動會好一些，也試著回應那個關於無力感與尊嚴議題的提問，「當然，我同意你說人活著就要有尊嚴，只是無奈的是你的疼痛好像讓你很不舒服，先跟我說一下目前的疼痛狀況好嗎？一到十分，你現在幾分痛了？」

「九分，醫師來巡房，護理師也有問，但是我都不想說話。」

「你都沒有說，這樣他們很難做疼痛控制，都痛成這樣子了，我猜你什麼都不想管，也不想繼續做治療吧。」

從阿龍的過去經驗可以明白他一向是願意吃苦的人，而「活著要有尊嚴」是他認為相當重要的事，這段罹癌治療過程是他目前人生裡，覺得最沒有尊嚴的事情。「我覺得這根本是在拖累家人，然後每天體力差，治療半年，每天都在累，也不知道能做什麼，連基本的覺都睡不好，活著要做什麼！」

兩次會談都看見他太太眼眶紅紅地陪在旁邊，盡力照顧，聽主治醫師說太太聽到先生想放棄治療，焦急得不知所措。

我同理他現在的生活品質很不好，也覺得自己沒有用的感覺，「你現在的存在，對於家人來說是有價值的。現在你的疼痛控制聽起來很差，也因痛所以睡不好，這部分會幫你跟主治醫師再溝通一下。我可以了解你說想放棄治療的感受，不過先把疼痛控制做好，睡眠可能會好一些。現在的你，因為痛到很有情緒，難免什麼都不對、越想越沒有意義，然後心裡越來越苦。」

我跟阿龍的主治醫師溝通疼痛控制，主治醫師也說會幫忙調整，「但你到時候也一定要學習跟醫師溝通。」阿龍終於點頭說好，並對我說了感謝。

我微微笑說，「我還會再來評估你的狀況，也陪你談談生命尊嚴，我知道這對你來說相當重要。」

•心理師的臨床筆記•

癌因性疲憊（Cancer-Related Fatigue，CRF）

世界衛生組織（WHO）早在一九九八年即呼籲重視「癌因性疲憊症」，並在國際疾病分類編碼第十版（ICD-10）將「癌因性疲憊症」正式定義為疾病。

癌因性疲憊可能是長時間感到難以遏止的精疲力竭，身、心、靈都變差的一種主觀狀態，這種疲累不能藉休息而恢復，且通常在治療結束之後仍會持續，當知道自己或是照顧者有癌因性疲憊的狀況而形成「厭世」的感覺，建議主動與主治醫師討論，輕度的癌因性疲憊症，可透過飲食營養、運動等改善，建議每周應做一百五十分鐘有氧運動，並再考慮是否需要找身心科醫師、心理師、營養師等其它專業共同協助。

•與一般疲憊的不同

每個人都會有累的時候，但一般的疲憊通常是自己可以預期的感受，且絕大部分都知道自己為什麼會累，適當的休息可以解決此問題。

癌因性疲憊則是由於平常就缺乏能量，是一種異常或過度的全身性疲累，無法藉由適當的休息或睡好覺來紓解，疲憊有可能是急性的（持續一個月或以下）或慢性的（持續一到六個月或以上），但無論時間長短，這樣的疲憊往往會影響到患者的日常工作及生活品質，造成心理上的無力感。

- **「癌因性疲憊」的症狀**

將近八成的癌症患者會有疲憊症狀，尤其是有接受治療的患者。疲憊症的成因相當複雜，包括生物性、心理性或行為上的原因，癥狀有疲倦、耗竭感、無力、無法運動、缺乏能量、虛弱、很愛睏、憂鬱、動作遲緩、身體沉重等。

當出現了「自殺意念」

親愛的，當你出現了自殺意念想法，想必經歷了一段無奈、無助的心情，這時可以尋找信任的人說出自己的感受，另外，在無助時也可先詢求免費的心理諮詢服務，比方衛福部安心專線 0800-788-995 或撥打生命線 1995、張老師 1980。

- 若身為家屬聽見病人提及「想要死」的言語，不要先急著給予批判或建議，而是先傾聽給予關懷，並密集陪伴在旁，立即轉介給專業的心理醫療人員。

正視死亡反而讓我強大

如果現實限制是既定事實，那麼請與我用健康的態度討論死亡

許多人罹癌後便禁錮自己的心靈，並且不斷地加鎖上去，最後什麼都沒有說、什麼都沒有想、什麼都沒有做，就這樣子離開了，但也有人鼓起勇氣面對死亡，擁有「既然已經受到死亡威脅，就去理解死亡這件事情吧」的灑脫。

曉玲是一位熱愛跳舞、享受律動節奏的舞蹈老師，體態纖細，平日教土風舞、社交舞，這些幾乎占了她三分之二的時間，生命中有許多因跳舞而美麗的日子。

幾年前，曉玲剛被診斷為鼻咽癌，開始過著反覆入院治療的生活，化療後身體會有些疲憊，少了體力，原本的教課暫停，心也跟著倦怠，有一種「提不起勁」的無力感，

不想多說話、多解釋，以前喜歡做的事情現在不想做了，連跳舞也不太想了。

許多罹癌患者內在會有很深的吶喊，覺得這一切活著到底是為了什麼，於是心態不像過去開闊，也擔心別人的眼光，不想花力氣去回應他人的關心，好像過去所認同的事情都瞬間崩解了一樣。曉玲就是這樣。

稍有精神心理衛生知識的人，可能會說這是憂鬱症，但一個人突然面臨這麼大的人生打擊，我認為在這個初始階段，她只是需要時間調整心理，不用疾病診斷來理解。

病房照會我，因為她的情緒低落。她看了看我說，「妳來了，我也不太想說話」，這是一開始的見面方式。我尊重她的意願，也關心她現在擔心哪些事情？如同其它個案，她回我，「活一天，算一天，我也不知道接下來該怎麼辦。還能怎麼辦呢？」這是臨床經驗裡常被問的問題，我也明白此時個案會沉浸在無奈中，無法自拔。

一個人很無助時，腦子很難有清楚的想法，只想要一片空白，不敢多想，情緒也只求不要更糟就好了。這時候的曉玲也因此什麼都不想談。

她剛開始被診斷為鼻咽癌第三期時，身旁的人拚命鼓勵她，但對她而言，依然是難以承受的打擊。可以理解這種時候，旁人好心想拉一把，然而這時候旁人的積極鼓勵，不見得是病患當下真切的心理需求。尤其那些「妳多想也沒用，已經得了就是要面對現實」、「不是最後一期啊，都還有機會，不要太煩惱」的話語，雖然也能明白親友們的好意，但始終不是貼近她的安慰。

每次會談，曉玲都會說她真的很討厭當病人、做治療，也討厭現在的狀況不能做自己喜歡的事，提到她以前多喜歡找音樂編舞碼，有時也會去公益表演，但是談的都是以前的生活。有時，她講一講也會無奈現在身體的限制，但我心裡明白有件事情不會改變——死亡是人生皆會面對的事。

兩年後她面臨了一個醫療現實：醫師告知疾病正在進展，或許我需要輕柔地稍微提醒她這個現實。

「現在妳什麼都不想做了吧？」她點點頭，並有些不耐煩反問，「妳看我現在還可以做什麼？」試圖想要說服我去肯定她的想法。我問她是否有其它想做的計畫，她說想快一點好起來，然後可以跳舞，「我感覺現在的身體不像是自己的，令我很沮喪。」

隨著理解她幾次，我接著問，「有沒有做些調整心理的力氣呢？」我想進一步跟她討論「死亡」這件事情。**討論死亡對一些人來說是危險的，這可能造成個案的抗拒感，但是若關係建立良好，深入討論，對個案有時反而是很強大的力量。**

我邀請她思考死亡這個議題，一開始或許有些不習慣，但她後來自行上網查了一些

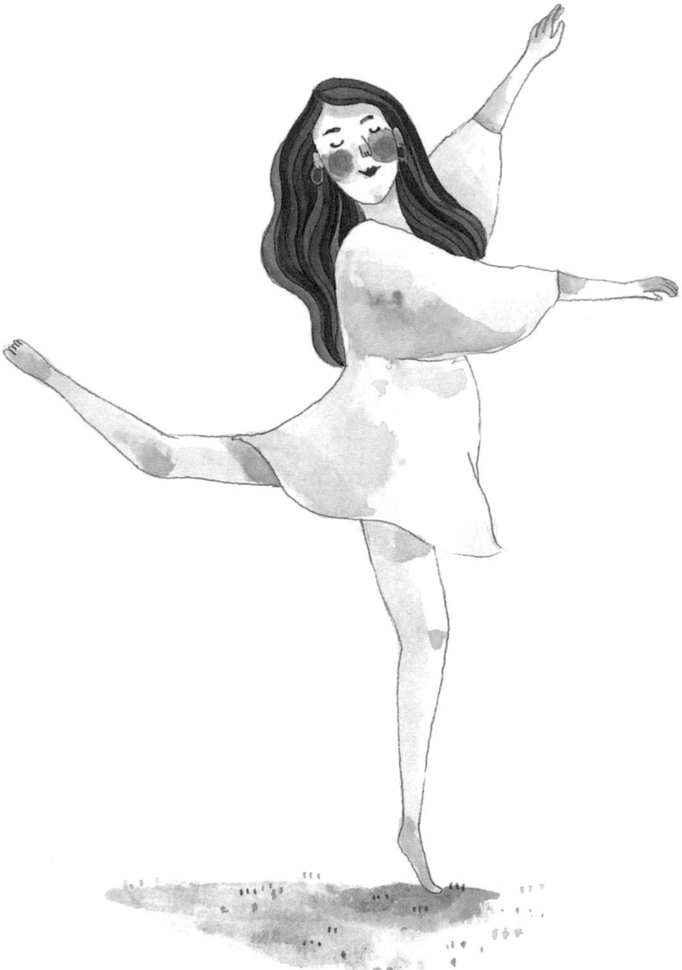

有關於死亡的階段，像是人若是癌症過世，最後幾個月可能是躺床無法獨自行動的虛弱狀態，而死亡的方式形式有時連醫師也難以斷定。

討論到這個部分的時候，曉玲覺察到死亡正在逼近，「我不想繼續這樣下去了，雖然我一直很無力，但現在至少雙腳還可以動，所以想要完成想做的事情。」

「妳想要做什麼事情呢？」我問她。「想去一些美麗的地方。」我微微笑，請她跟醫師討論這件事情，評估調整來院治療的時間。醫師也非常鼓勵她。她後來與伴侶去土耳其待了三周，回國後特別與我約時間說聲感謝，並分享這趟心靈之旅，並感悟到現在雖然與死亡很相近，但也接受了這個限制。

有次去病房訪視時，隔壁床剛好是她，看見她又開始在編舞碼，「有力氣就做些自己愛做的事情」，她笑得很美地對我說。

・心理師的臨床筆記・

討論死亡的正面意義

親愛的，也許疾病可能在進展中，會讓你聯想到死亡；也可能癌症的初始診斷就會讓你聯想到死亡，雖然事實上「癌症」並不等於「死亡」，但癌症容易讓人覺得是一種生命威脅，不論是病人或是家屬，都建議討論「死亡」這件事，而**討論死亡不等同於放棄生命的希望。**

一、給病人：

・**試著理解死亡的病程：**有些病人擔心自己的身體狀態會如何走下坡，不知道疾病進展時，身體會出現哪些症狀，而這可以詢問主治醫師或緩和醫療團隊的醫師、護理師的建議。

・**試著主動談論死亡這件事：**可與願意傾聽的家人、朋友或信賴的心理專業人員討論死亡，可能談論後可以讓你覺察死亡所帶來的意義，引發積極珍惜時間的動力，甚至是完成你自己的「心願計畫」；臨床上也看見有些家屬不忍心與病人討論死亡議題，擔心增加病人心情負擔，獨自承受這份壓力，所以建議病人試著主動與家屬討論看看。

二、給家屬：

在生命裡總會遇見許多難題，而罹癌的確如同生命中出現了岩石（音同癌），跨越癌症與跨越岩石一樣需要經過一段艱辛的過程，從臨床經驗中常看見關係間的那份「愛與陪伴」，超越了眼前的阻礙。

即使面對患者疾病進展，也不要因迴避討論死亡而阻礙了溝通，能明白家屬不與患者討論死亡的心情是出於愛，基於心疼、不捨，而不知道如何開口。然而這樣可能會讓彼此都背負一種「不能說」的心理壓力，若家屬願意敞開心胸，試著陪同患者討論對於死亡的態度與想法，那也可能增加讓彼此的愛流動的機會。在內心深處，我們皆明白即使是面對死亡，愛也不會隨著時間而流逝。

若身為家屬不知如何面對所愛之人的疾病進展，則建議慢慢了解病人對自己目前身體狀況的感受與想法，再漸進式地討論有關死亡的相關議題，在此部分遇到困難可請緩和醫療照護成員協助。

〔特別收錄〕

癌症病房心理相關單位

協助有需要的讀者可以找到適合的單位幫忙，也鼓勵讀者主動詢問所屬院內的心理諮商資源。

說明：以下僅列出部份醫學中心、區域醫院心理諮商資訊。

單位名稱	收費方式	服務對象	聯絡方式
台灣大學醫學院附設醫院 ・台大臨床心理中心	自費	所有民眾 網路、電話預約	(02)2312-3456 轉 66051 台大心理臨床中心 台大總院西址：台北市常德街 1 號
台灣大學醫學院附設醫院 ・家庭醫學部（家醫科） ・身心壓力衡鑑	健保	所有民眾（多數身心壓力癌症病人適用） 服務內容： 身心壓力衡鑑（心理師評估壓力及會談）	網路掛號、語音掛號—家醫科
台北榮民總醫院 ・自費心理諮詢門診	自費	所有民眾 網路、電話預約	(02)2871-2151 臺北市北投區石牌路二段 201 號

三軍總醫院（內湖中心） ・自殺防治中心	免費	一般民眾	自殺防治24小時專線電話 (02)6606-6079
三軍總醫院（內湖） ・癌症中心心理師	免費	院內治療癌症病人及家屬	(02)8792-3311 台北市內湖區成功路二段325號
台北馬偕紀念醫院 ・心理腫瘤特別門診	自費・健保	設有「心理腫瘤特別門診」服務癌症病人及家屬	網路掛號—馬偕紀念醫院精神科—乳癌心理腫瘤門診
馬偕紀念醫院（台北院區） ・精神醫學部心理師門診	癌症住院病人免費，門診病人自費心理諮商。	免費部份需為院內治療癌症病人	網路掛號—馬偕紀念醫院精神科—淡水院區心理師或身心科醫師自費諮詢預約
馬偕紀念醫院（台東） ・心理腫瘤門診	癌症住院病人免費，門診病人自費心理諮商。	免費部份需為院內治療癌症病人	網路掛號—馬偕紀念醫院精神科—台東院區—心理師自費諮詢預約
新光吳火獅紀念醫院 ・癌症中心心理師	免費	免費部份需為院內治療癌症病人	(02)2833-2211 轉2355 台北市士林區 111 文昌路95號

單位名稱	收費方式	服務對象	聯絡方式
萬芳醫院 ・癌症中心心理師	免費	需為院內治療癌症病人	癌症中心 (02)29307930 轉 8432 台北市文山區興隆路三段 111 號
台灣市立聯合醫院 ・社區諮商門診	部份負擔費用較便宜（每小時約 250 元）	臺北市各健康服務中心：精障個案、自殺高關懷個案轉介符合院內精神科診斷	(02)2555-3000 台北市鄭州路 145 號
和信治癌中心醫院 ・癌症治癌團隊 （含心理師）	免費	院內治療癌症病人	癌症團隊負責人 (02)2897-0011 轉 3101 北市北投區立德路 125號
台北亞東紀念醫院 ・心理健康促進心理諮商	自費	所有民眾	(02)8966-7000 轉 4952 新北市板橋區南雅南路二段 21號
振興醫院 ・心理腫瘤服務心理師	免費	院內治療癌症病人及家屬	(02)2826-4400 轉 2588 台北市 112 北投區振興街 45號
基隆長庚紀念醫院 ・心理腫瘤服務 癌症中心心理師	免費	院內治療癌症病人及家屬	(02)2432-9292 轉 2355 基隆市基金一路 208 巷 200號
中國醫藥大學附設醫院 ・心理諮詢及諮商門診	自費	所有民眾	(04)2205-2121 轉1854

童綜合醫院（梧棲院區） ・心理腫瘤服務 癌症中心心理師	免費、自費	院內治療病友或病友家屬（限制次數） 所有民眾（須自費）	(04)2658-1919 轉 58290
衛生福利部台中醫院 ・身心能量中心	自費	所有民眾	門診掛號
台中榮民總醫院 ・癌症中心心理師服務	免費	院內治療病友或病友家屬	(04)2359-2525 台中市西屯區臺灣大道四段 1650 號
中山醫學大學附設醫院 癌症中心-癌症個案心理師	免費	院內治療病友或病友家屬	(04)2473-9595 轉 20336 台中市南區建國北路一段 110 號
台中光田醫院 ・癌症防治中心-心理師	免費	院內治療病友或病友家屬	(04)2662-5111轉 2440 台中市沙鹿區沙田路117號
澄清綜合醫院中港分院 ・自費心理諮商門診	自費	所有民眾	(04)2463-1166 台中市西屯區台灣大道四段 966 號
秀傳醫療社團法人秀傳紀念醫院・心理健康中心	自費	所有民眾	(04)781-3888 彰化縣鹿港鎮鹿工路6-2號（心理健康中心）

單位名稱	收費方式	服務對象	聯絡方式
嘉義基督教紀念醫院 ・好消息協談中心	自費	所有民眾	(05)276-5041 嘉義市東區保建街 100 號 7 樓
大林慈濟醫院 ・臨床心理中心	自費	所有民眾。 心理諮商、心理課程	(05)264-8000 轉 5807 嘉義縣大林鎮民生路 2 號
花蓮門諾醫院 癌症中心腫瘤心理服務	免費	癌友及家屬	(03)824-1234 轉 1526 花蓮市民權路 44 號
柳營奇美醫院 癌症中心／癌症病友生命線	免費	癌友及家屬。 一般癌症相關問題諮詢、情緒困擾、心理諮商問題	癌症病友生命線/24小時諮詢服務 0800-222-899
成功大學醫學院附設醫院 ・壓力情緒諮商門診	自費	所有民眾	(06)235-3535轉 5196 臺南市勝利路 138 號
奇美醫院台南分院 ・奇恩病房(安寧病房)心理師	免費	安寧緩和醫療病人	緩和醫療中心-心理靈性治療組 (06)281-2811 轉 53061、53064、56891
高雄長庚紀念醫院 ・精神科臨床心理室(自費) ・癌症中心心理師(免費)	自費、免費	所有民眾	(07)731-7123轉8780或8781 高雄市鳥松區大埤路 123號

高雄榮民總醫院 ・癌症防治中心心理師	免費	癌友及家屬	(07)342-2121 轉 8020 高雄市左營區大中一路386號
高雄市立大同醫院 ・癌症中心心理師	免費	癌友及家屬	(07)291-1101 轉 8520、8521、8522 高雄市前金區中華三路68號
屏東基督教醫院 ・癌症資源中心—心理師服務	免費	癌症病人及家屬	(08)7368686 轉 1125 屏東縣屏東市大連路60號
張老師專線（直撥1980）	免費線上簡短心理諮詢	所有民眾	全省電話直播 1980
生命線協會（直撥1995）	免費線上心理諮詢、面談心理諮商申請	所有民眾	憂鬱症免費諮詢、直撥1995 信件輔導： tc119595@ms14.hinet.net
老人諮詢服務中心	免費	以老人為主。 服務範疇：老人心理諮詢、老人社會福利諮詢	老朋友專線 0800228585

單位名稱	收費方式	服務對象	聯絡方式
華人心理治療基金會	自費	所有民眾。心理諮商、心理成長課程、網路諮商(前20分鐘免費)	電話:(02)2392-3528 台北市麗水街28號6樓
呂旭立文教基金會(台北、台中、台南)	自費	所有民眾。心理諮商、心理成長課程,採取預約制	台北院區:(02)2363-5939 台北市羅斯福路三段245號8樓之2
台北永康身心診所	健保、自費	所有民眾 精神科一般健保門診、自費心理治療、自律神經檢測	(02)2358-1818 台北市金山南路1段127號
開心房身心診所	健保	所有民眾。 精神科一般健保門診、心理晤談、失眠治療	(04)2700-3342 台中市西屯區上石路二號二樓
忘憂森林身心診所	健保	所有民眾。 精神科一般健保門診、心理晤談	(04)2463-0102 台中市西屯區國安一路77號
心寬診所	健保	所有民眾。 精神科一般健保門診、心理晤談	(03)313-1212 台南市永康區中華路245號

樂群診所	健保	所有民眾。精神科一般健保門診、心理晤談、失眠治療	(07)555-5596 高雄市鼓山區中華一路946號1樓

■ **相關社會心理資源網站：**

癌症資源網　www.crm.org.tw//index.aspx

台灣癌症基金會　www.canceraway.org.tw

財團法人癌症關懷基金會　www.myccf.org.tw

台灣憂鬱症防治學會　www.depression.org.tw

各縣市政府衛生局社區心理衛生中心

台北市　mental.health.gov.tw

桃園市　dph.tycg.gov.tw/mental

台中市　subject.health.taichung.gov.tw/SUBhhc

心理衛生中心財團法人董氏基金會　www.jtf.org.tw/psyche

自殺防治中心　tspc.tw/tspc/portal/index

張老師全球資訊網　www.1980.org.tw

在還能愛的時候

癌症病房心理師的32則人生啟發

幸·福·文·化

好健康 004

作　　者　江珈瑋 Paris Chiang
責任編輯　黃文慧
特約編輯　吳　優
插　　畫　湯舒皮 Soupy Tang
封面及內頁設計　葉若蒂
內頁排版　菩薩蠻數位文化有限公司

出版總監　黃文慧
副 總 編　梁淑玲、林麗文
主　　編　蕭歆儀、黃佳燕、賴秉薇
行銷企劃　莊晏青、陳詩婷
印　　務　黃禮賢、李孟儒

社　　長　郭重興
發行人兼出版總監　曾大福
出　　版　幸福文化
地　　址　231 新北市新店區民權路 108-1 號 8 樓
FB 粉絲團　幸福文化
電　　話　（02）2218-1417
傳　　真　（02）2218-8057

發　　行　遠足文化事業股份有限公司
地　　址　231 新北市新店區民權路 108-2 號 9 樓
電　　話　（02）2218-1417
傳　　真　（02）2218-1142
電　　郵　service@bookrep.com.tw
郵撥帳號　19504465
客服電話　0800-221-029
網　　址　www.bookrep.com.tw

法律顧問　華洋法律事務所 蘇文生律師
印　　製　成陽印刷股份有限公司

初版一刷　二〇一八年七月
三五〇元
Printed in Taiwan

國家圖書館出版品預行編目資料

在還能愛的時候：癌症病房心理師的 32 則人生啟發 / 江珈瑋 Paris Chiang 著. -- 初版. -- 新北市：幸福文化出版：遠足文化發行，2018.07
面；　公分. --（好健康書系. 004）
ISBN 978-986-96358-8-2

1. 癌症 2. 生命教育 3. 個案研究

417.8　　107009289

廣 告 回 信
板橋郵局登記證
板橋廣字第1139號

免貼郵票

23141

新北市新店區民權路 108-2 號 9 樓

遠足文化事業股份有限公司　收

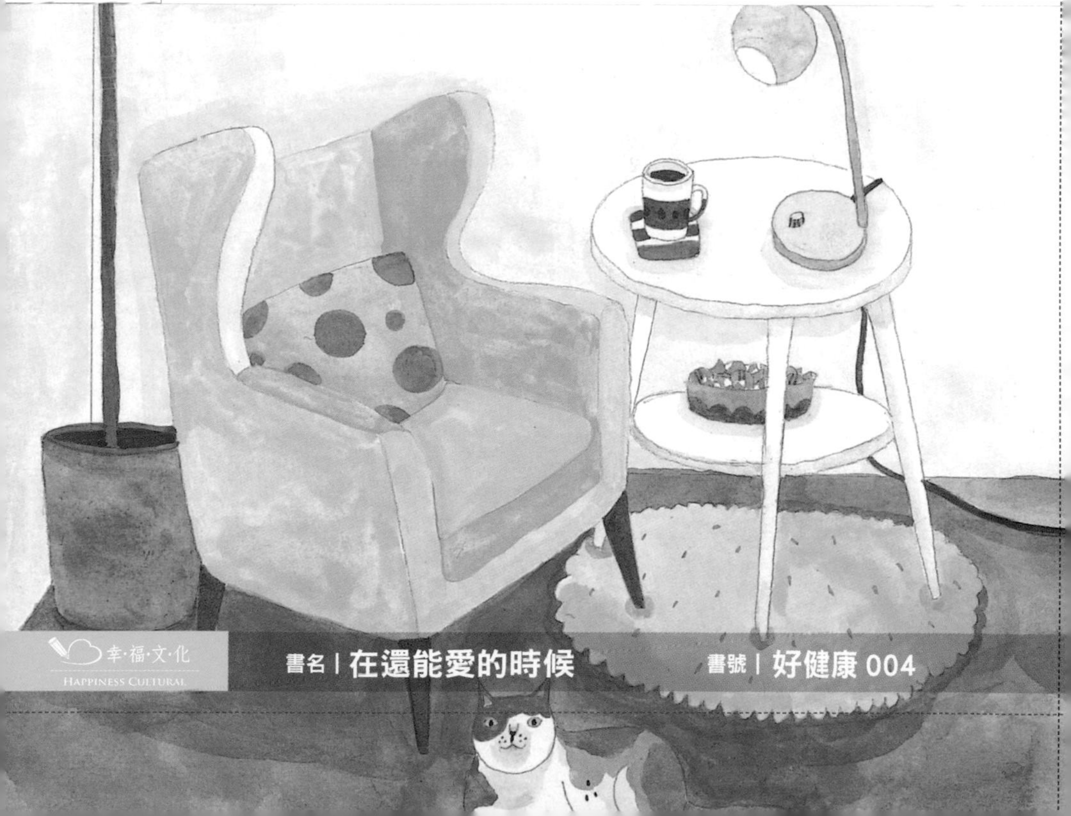

書名 | 在還能愛的時候　書號 | 好健康 004

讀者回函卡

感謝您購買本公司出版的書籍，您的建議就是幸福文化前進的原動力。請撥冗填寫此卡，我們將不定期提供您最新的出版訊息與優惠活動。您的支持與鼓勵，將使我們更加努力製作出更好的作品。

讀者資料

● 姓名：________ ● 性別：□男 □女 ● 出生年月日：民國　年　月　日

● E-mail：________________________

● 地址：□□□□□________________________

● 電話：__________ 手機：__________ 傳真：__________

● 職業：□學生 □生產、製造 □金融、商業 □傳播、廣告
□軍人、公務 □教育、文化 □旅遊、運輸 □醫療、保健
□仲介、服務 □自由、家管 □其他

購書資料

1. 您如何購買本書？□一般書店（　縣市　書店）
□網路書店（　書店）□量販店 □郵購 □其他
2. 您從何處知道本書？□一般書店 □網路書店（　書店）□量販店 □報紙
□廣播 □電視 □朋友推薦 □其他
3. 您購買本書的原因？□喜歡作者 □對內容感興趣 □工作需要 □其他
4. 您對本書的評價：（請填代號 1. 非常滿意 2. 滿意 3. 尚可 4. 待改進）
□定價 □內容 □版面編排 □印刷 □整體評價
5. 您的閱讀習慣：□生活風格 □休閒旅遊 □健康醫療 □美容造型 □兩性
□文史哲 □藝術 □百科 □圖鑑 □其他
6. 您是否願意加入幸福文化 Facebook：□是 □否
7. 您最喜歡作者在本書中的哪一個單元：________________
8. 您對本書或本公司的建議：________________

____

____

____

____

____

____

____